高等学校烹饪与营养教育专业教材

王京法 / 主编

餐饮食品质量与安全管理

CANYIN SHIPIN ZHILIANG YU ANQUAN GUANLI

中国轻工业出版社

图书在版编目（CIP）数据

餐饮食品质量与安全管理 / 王京法主编. —北京：中国轻工业出版社，2024.1

ISBN 978-7-5184-4540-0

Ⅰ.①餐… Ⅱ.①王… Ⅲ.①饮食业—食品安全—安全管理—高等学校—教材 Ⅳ.①R155.6

中国国家版本馆CIP数据核字（2023）第172009号

责任编辑：贺晓琴　　责任终审：许春英　　整体设计：锋尚设计
策划编辑：史祖福　贺晓琴　　责任校对：晋　洁　　责任监印：张　可

出版发行：中国轻工业出版社（北京鲁谷东街5号，邮编：100040）
印　　刷：三河市万龙印装有限公司
经　　销：各地新华书店
版　　次：2024年1月第1版第1次印刷
开　　本：787×1092　1/16　印张：12
字　　数：268千字
书　　号：ISBN 978-7-5184-4540-0　定价：43.00元
邮购电话：010-85119873
发行电话：010-85119832　010-85119912
网　　址：http://www.chlip.com.cn
Email：club@chlip.com.cn

230515J1X101ZBW

本书编写人员

主　　编：王京法

副 主 编：张顺元　伍　欣　马立萍

参　　编：杨　雁　康　烨　孙志强

　　　　　田芙蓉　杨春雷

前言

PREFACE

党的二十大报告提到“中国共产党领导人民打江山、守江山，守的是人民的心。”

俗话说“民以食为天，食以安为先”。保障国民吃得饱、吃得好，保障食品安全是“增进民生福祉，提高人民生活品质”的重要体现。我国现行教育体系中涉及食品质量和安全的专业除普通高等教育的食品科学与工程类专业外，主要集中在职业教育的餐饮类专业。

目前，我国高等学校烹饪与营养教育专业的生源既包括普通高中毕业生，又包括来自职业教育体系的大专和中专的毕业生。长期以来，烹饪类、餐饮类专业的食品质量和安全类课程教学分工存在一定交叉，衔接性也有待进一步提高。

本系列教材的编写既充分考虑餐饮食品质量与安全相关课程的高等教育与职业教育贯通和衔接性，又考虑到普通高中毕业生源在烹饪与营养教育专业高等教育阶段相关知识体系的完整性。

本系列教材共5本：《餐饮食品安全与操作》《餐饮食品安全与管理》《食品安全基础》《餐饮食品质量与安全管理》《食品安全案例分析》，可供相关院校和培训机构选用。《餐饮食品安全与操作》适合中等职业教育的中餐烹饪、西餐烹饪、中西面点等专业选用；《餐饮食品安全与管理》适合高等职业教育中的餐饮智能管理、烹饪工艺与营养、中西面点工艺、西式烹饪工艺、营养配餐等专业选用；《食品安全基础》适合高等学校的烹饪与营养教育专业或食品科学与工程类的其他本科专业选用；《餐饮食品质量与安全管理》适合高等学校烹饪与营养教育、烹饪与餐饮管理等专业选用；《食品安全案例分析》适合作为本系列教材的教辅或者餐饮类专业教育选修课的教材使用。此外，本套教材可以作为培训机构或餐饮服务单位培训参考教材使用。

本系列教材是食品质量与安全管理知识、标准与法规在餐饮行业的具体应用，既涉及相关学科的科学知识，又涉及我国食品标准与法规，跨度比较大，不足之处在所难免，敬请读者指正。

《餐饮食品质量与安全管理》将食品科学与工程学科中对食品质量和安全控制的思想、技术方法及国家对食品安全管理的法律法规融入餐饮食品管理中，涉及知识面非常广，不足之处，敬请读者指正。

编者

2023 年 6 月

目　录

CONTENTS

第十一章　餐饮质量与安全企业文化建设 /141

附录 /147

参考文献 /184

第一章 CHAPTER 1 餐饮食品质量与安全概述

第一节 食品与餐饮

一、食品与餐饮

食品，指各种供人食用或者饮用的成品和原料以及按照传统既是食品又是中药材的物品，但是不包括以治疗为目的的物品。

就餐饮食品的概念而言，其外延小于食品，食品除包含食用或饮用的成品外，还包括食用农产品、食药两用物品、保健食品等原料，而餐饮食品一般就是供食用或饮用的成品。此外，"餐饮"常常和其他词汇同时使用，比如餐饮服务、餐饮行业等，有时餐饮在口语中也指餐饮业。

二、餐饮业

餐饮业指通过即时制作加工、商业销售和服务性劳动等，向消费者提供食品和消费场所及设施的服务。按食品安全法分类，餐饮服务属于食品经营，经营过程需要办理食品经营许可。

按照《国民经济行业分类》(GB/T 4754—2017)，餐饮业具有两位数大类编码。按此标准餐饮业还可以再细分为：正餐服务、快餐服务、饮料及冷饮服务、餐饮配送及外卖送餐服务和其他餐饮业。

近年来，中国餐饮业市场规模持续壮大，继续发挥促进经济增长、带动消费回升的重要驱动作用。自20世纪90年代初以来，中国餐饮业发展迅速，规模迅速扩大。它的增长速度和持续时间在其他行业是罕见的。多年来，零售的增长速度达到13%以上，比同期社会消费品零售总额高出4%～22%。餐饮业稳定、持续、快速的增长对国民经济的贡献日益凸显。2012—2021年中国餐饮收入规模及增速如图1-1所示。

当前和未来中国经济社会发展面临的突出问题就是就业问题。发展经济是扩大就业的根本途径，其中的主要途径之一是发展服务业。餐饮业具有劳动密集型的优势，是就业和安置的重要渠道。

2017年国有单位、城镇集体单位、私营单位和个体户中住宿和餐饮业年末从业人员超过2700万人，是1952年餐饮业机构的全部从业人数的18.7倍，年均增长约4.6%。根据国家统

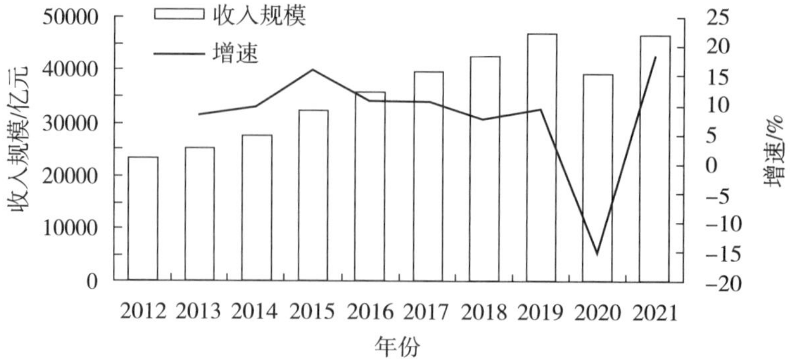

图1-1　2012—2021年中国餐饮收入规模及增速（数据来源：国家统计局）

计局数据统计，2020年我国限额以上餐饮企业营业额为6037.26亿元，年末从业人数2576586人，这还不包括比如“外卖配送”等间接就业人员。近年来中国餐饮企业吸纳的就业人员在逐渐增加，餐饮企业一线员工的工资也在增长。2022年6月23日，我国餐饮业直接就业人数近3000万。

就餐饮业而言，它又具有区别于其他食品行业的特点，它是融生产加工、服务零售等特征为一体的。此外，中国不仅有悠久的饮食文化，而且有追求美食的传统和习惯。餐饮是旅游业六要素“食、住、行、游、购、娱”的重要构成部分，还可以推动旅游业的发展。

第二节　餐饮食品质量与安全

一、餐饮食品质量与安全的关系

餐饮食品质量的概念与食品质量的概念是一致的。我国《食品工业基本术语》（GB/T 15091—1994）将食品质量定义为食品满足规定或潜在要求的特征和特性总和，反映食品品质的优劣。餐饮食品质量除包括色、香、味、形等指标外，也包括其安全与卫生。就餐饮食品质量而言，安全可以说是基本指标，也是强制指标。鉴于安全在餐饮食品质量构成要素中的重要地位，为了突出安全和保证安全，因此将其并列提出。《中华人民共和国食品安全法》对食品安全的定义是“指食品无毒、无害，符合应当有的营养要求，对人体健康不造成任何急性、亚急性或者慢性危害”。由此概念也可以看出，食品安全也对食品本身的营养提出了基本的要求。

二、餐饮食品质量构成与评价要素

餐饮食品质量管理贯穿整个生产和消费的始终。餐饮食品作为供顾客食用的物品，不同于其他产品，从管理的角度看，它应具有明确的构成要素和评价指标。关于餐饮食品的质量构成要素在餐饮行业有多种说法，有“色、香、味、形”之说，有“色、香、味、形、意”

之说，也有“色、香、味、形、器、质”和“色、香、味、形、意、器”之说，还有“色、香、味、形、意、养”之说等。本教材认为餐饮食品构成要素的划分应该遵循以下几个原则：①尽可能全面地反映人们对产品的要求与需求；②减少要素之间外延的交叉；③要素最好可以进行客观评价，评价信度尽可能高。按照以上的原则，餐饮食品质量构成与评价要素可以分为以下几方面。

（一）安（食品的安全与卫生）

这里的“安”既包括安全，也包括安心。“民以食为天，食以安为先”。安全本身具有相对性，在人类的发展史中，人们对食品的安全性的认识和要求是不断发展的。随着社会经济的发展，人们对食品安全的要求越来越高。餐饮的卫生既是餐饮食品安全保障的重要组成部分，又是人们能够吃得安心的重要影响要素。食品安全是食品的基本要求，国家也出台了关于食品安全的一系列强制要求。因此，对于餐饮食品而言，不能不考虑人们对其安全和卫生的需求。餐饮食品安全与卫生首先体现在餐饮企业在生产经营中是否能够满足国家的强制要求，同时还可体现在餐饮企业在满足国家强制要求基础上是否能够对自己有更高的要求。

可以说，餐饮食品质量的第一要求就是安全与卫生。餐饮企业如果不真心做好食品安全和卫生工作，只是为了针对检查临时应付，随时都可能出现问题。2018年，国家市场监督管理总局根据《中华人民共和国食品安全法》的有关规定，制定并颁布了《餐饮服务明厨亮灶工作指导意见》（国市监食监二〔2018〕32号），鼓励餐饮服务提供者实施明厨亮灶工程，采用透明、视频等方式将餐饮食品的加工制作过程公开展现给消费者，主动接受公众监督。从消费者的角度，“明厨亮灶”也可以让消费者“看得明白、吃得放心”。

（二）味（食品的风味）

风味是人对食物入口后给予口腔的味感、嗅感及触感等各种综合感觉，主要包括酸、辣、苦、甜、咸、鲜等滋味及各种气味，也包括食物的老嫩、软硬、筋柔、热凉等触感。风味包括人们常说的“香”“味”和“质”。“味”是菜肴的灵魂，是菜肴的核心。人们要领略烹饪技艺的精华，主要是通过“味”去感觉和体验的。中国菜对于大多数人的“好吃”，关键在于味，即味道好。

人对食物香味有一种本能的期待。嗅到“香气扑鼻”，产生“垂涎欲滴”，才能“闻香下马”，方会“百食不厌”。香气是熟制菜肴中所含有的具有一定分子质量的醇、酚、醛、酮、醚、酯、萜烯等类化合物挥发而产生的气味。“未谋菜面先闻菜香”，嗅觉往往先于味觉，甚至先于视觉。香气可能来自原料本身固有，也可能来自佐助调料，也可由烹饪过程产生。

滋味主要发生在口腔，大多是水溶性或油溶性物质在口腔引起的反应。口腔内感受味觉的主要是味蕾，其次是自由神经末梢。滋味或味道可以分为单一味和复合味，酸、甜、苦、辣、咸、鲜、涩是常见的单一味，咸鲜味、咸甜味、咸辣味、酸甜味、酸辣味、麻辣味、鱼香味等是常见的复合味。辣味和涩味的产生不依赖舌头的味蕾感受，而是由于刺激触觉神经末梢产生的。

菜肴质感主要通过牙齿、口腔感受的酥、脆、松、软、硬、焦、干、柔、韧、糯、烂、爽、滑、嫩、绵、润、黏等来表示。菜肴质感受到原料质性和加工烹调方式影响，也与食用时食品温度有关，还和菜品搭配有一定的关系。

除不同菜品本身风味存在差异外，从个人对餐饮食品的体验角度看，用餐时的菜品温度对风味的体验有显著的影响。同一种菜肴、点心等食品，食用时的温度不同，口感、香气、滋味等质量指标均有明显差异，在中餐中有所谓“一热胜三鲜”一说，就是这个道理。同一个菜肴，在不同的人体之间也存在差异性。同一个人在不同时间和健康状况下也会对风味的体验出现一定差异性。人对甜味、苦味、咸味、酸味的敏感程度一般随着年龄的增长而逐渐衰退，其中甜味可衰退一半，苦味可衰退三分之一，咸味可衰退四分之一。

（三）意（食品的意境）

意境本指文艺作品通过形象描绘所表现出来的艺术情调和境界。就餐饮食品而言，意境本可以延伸至包含风味在内的更广泛表达形式，但因餐饮食品与其他文艺作品相比的特殊性，宜将风味单独作为一个食品构成和评价要素。餐饮食品的意境包含的内容比较多，可以包含“色”“形”“美”“器”，乃至就餐的周围环境、服务、音乐、菜名和文化典故等内容。餐饮中的“器”虽然也有部分具有加工、保温等功能，但大多是为了传达意境，因此可将其划归到“意”中。“意”是厨师通过菜肴的有形创造，传递给消费者的无形意思。它同中国书法、绘画所采用的手法是相同的，意在画外、意在菜外是相通的。此外，随着餐饮外卖、预制菜等餐饮新兴形式的发展，符合国家基本安全要求基础上的包装设计等也可以归为餐饮食品的意境传达中。

餐饮食品的色彩是色相、饱和度、明度三者统一的综合效果。色相是由物体反射的光线中以哪种波长占优势来决定的，也就是我们平时看什么东西，什么颜色的第一反应，就比如我们平时看的红花、绿草、蓝天、白云等，我们可以快速看出来它们是什么颜色，那就说明它们具有不同的色相。饱和度是指一种颜色鲜明程度，简单地说就是所看到的颜色纯度和鲜艳程度。就比如春天，花草颜色是比较鲜艳的，不过到了冬天随着它们慢慢枯萎，颜色也变得黯淡无光，这时我们就可以说它们饱和度下降了。明度代表的就是光线亮度，调整明度时，就相当于调节发光量，其实就是相当于加入了额外的白光。色彩能够传达感情，具有某种象征意义，菜肴成品冷暖色均有，多以暖色为主。

餐饮食品的形是指成形、形态、形状、形式、形象、造型等。菜肴形的构成主要有两种类型：一是食物原料自然生长构成的形，如鸡、鸭、鱼、虾、蟹、贝、螺、参、鲍等原料烹制后的自然形态美；二是人工成形，包括食材经切片、丝、条、块、丁、花刀形成的艺术造型和食材加工后摆盘、手捏、包卷、凝结、串结、捆扎、模具印制等加工成形。

“美”具有很强的概括性，本身也包括“色”“形”等质量构成要素，但其与“意”相比，概念的外延稍窄，所以可以将其归为“意”的构成要素。“色”“形”“美”“器”，乃至就餐的周围环境、服务、音乐、菜名和文化典故等内容共同构成菜品的意境。

（四）养（食品的养生与营养）

菜品的营养是自身质量不可忽视的重要构成与评价要素。食品基本的营养要求可以划归至食品安全的范畴，但现代科学技术的发展与经济社会的进步，使得人们越来越将食品营养作为自己膳食的重要需求目标，对食品本身的营养要求也超出了食品安全的范畴。鉴别菜品的营养价值，可以从三个方面考虑：一是食品原料是否含有人体所需的营养成分，特别是容易缺乏的营养成分；二是这些营养成分本身的数量达到怎样的水平；三是烹饪加工过程中是否由于加工方法不科学，而使食品原有的营养成分遭到了不同程度的破坏。菜点制作中的营养评价，要做到食物原料之间的搭配合理，菜点的营养构成比例要合理，在配置、成菜过程中符合营养需求。

除以上四点构成和评价餐饮食品质量的要素外，在传统的餐饮食品质量评价中很少涉及食品的种类和分量，但就餐厅面对消费者而言，合适的菜品种类和分量会直接影响到就餐体验。单人分量太少，容易引起顾客的不满，太大则容易让消费者吃“腻”，甚至造成浪费。为了防止食品浪费，保障国家粮食安全，弘扬中华民族传统美德，践行社会主义核心价值观，节约资源，保护环境，促进经济社会可持续发展，2021年我国出台了《中华人民共和国反食品浪费法》，对可安全食用或者饮用的食品未能按照其功能目的合理利用，包括废弃、因不合理利用导致食品种类减少或者质量下降等进行了约束。可以说，关于餐饮食品的质量在品质方面的要求似乎没有明确对种类和分量提出要求，但在顾客体验中事实上会包含种类和分量的要求。特别是在一些比赛或餐饮食品的消费心理研究中，建议也将单人分量作为一个评价指标。能让顾客基本吃饱但又“意犹未尽”的菜品往往给顾客留下美好的印象。

三、餐饮行业特点及食品质量与安全管理难点

（一）经营过程与消费过程统一

从技术角度看，传统餐饮企业并非高技术产业，目前还是以手工劳动为主并带有较强的经验性，生产周期短，经营过程与消费过程统一。对于堂食，从顾客进门，服务人员就开始提供相应的服务。厨房按照顾客的要求生产饭菜即为生产环节。菜品上桌为顾客食用时，即为消费环节。因此餐饮业的经营服务活动与消费活动是在同一时间和同一地点进行的，经营服务过程与消费过程同时发生。这种经营与消费的特点，对餐饮企业在硬件设备、工艺技术、员工素质等诸多方面都提出了更高、更直接的要求。餐饮行业的即时加工、即时消费的方式，使餐饮食品无法做到经检验合格后再食用，这意味着餐饮食品中存在的安全风险就会升高。

（二）劳动密集，从业人员水平差距大

根据产业生产要素供给的密集度，产业一般分为劳动密集型、资本密集型和技术密集型三种。所谓劳动密集型，是指劳动要素在生产要素的投入中所占的份额比较大。餐饮业就是一种单位劳动占用资金或资本较少、技术装备程度相对不高、容纳劳动力较多的典型劳动密集型产业。

餐饮既涉及星级酒店、规模食堂，也涉及规模小、条件简陋的大排档和饮食摊档。相关从业人员接受的教育和经验也差异较大，从业人员食品安全知识水平参差不齐，流动频繁。

（三）手工生产为主，标准化程度低

餐饮业后厨的工作技术工艺性要求高，并以单件生产和手工操作为主，而且餐饮业的切配、烹调、面点制作、造型与雕花，各地的名菜、名点及特色菜点等，都有其独特的技艺与规程。所以，餐饮食品多为手工单件制作，要借助手工操作的技能、技巧来发挥，机器完成和代替比较难，食品制作标准化程度低。与普通食品工业比较，餐饮食品加工过程中可能引入较多危险因素，烧煮不透、交叉污染、餐具污染、人员带菌等时有发生。

（四）店面规模和生产经营环境差异大

餐饮业的生产经营环境既涉及中央厨房，又涉及小型工地的流动摊贩。无论从规模还是生产经营环境看差异巨大。上至星级酒店，下至流动摊贩，建设环境、设备条件、人员素质、服务质量，餐饮业可以说是食品行业中差别最大的一个，其量、资金投入，差别之大超乎想象。对于星级酒店、集体食堂，管理上一般都比较规范，行政主管部门也比较重视，职

能部门的监管也都到位。难度最大的是小城镇、小街道和交通、旅游景点周边的小店、小摊，由于营业额不大，营业收入利润低，从业人员素质不高且不稳定，故管理难度最大。

由于餐饮服务单位规模差异较大，部分单位缺乏必要的冷藏、冷冻和杀菌设备，导致食物变质以及杀菌消毒不严而引发中毒，或卫生环境不好虫鼠害危害严重等问题也常常发生。

（五）原料质量控制难，管理易出现漏洞

餐饮业使用的原料和供应的品种繁多，原材料采购把关容易出现漏洞。由原材料采购引发的安全事故，主要是超范围使用"食材"和化学性食物中毒，如农药和兽药残留，霉变质变的原材料等。部分规模较小的餐饮单位缺乏必要的规章制度或制度执行不力，事故发生后无据可查。

（六）服务人群广，网点分散

几乎是有人员流动的地方就有餐饮。我国餐饮业的网点几乎遍布各地的城镇、集市的每一条街道，这些大大小小的商业点散布在交通中心、旅游景点周边，极大地方便了人民群众的生活，解决了出行人群的就餐问题，同时也解决了相当数量群众的就业问题。

正因为网点分散，规模差异又比较大，这给监管带来了一定的难度。

四、餐饮食品安全风险的来源

餐饮消费作为食品从"农田到餐桌"的最后一个环节，是公众日常生活的重要组成部分。随着经济发展和社会的进步，消费者对安全饮食、健康生活的需求越来越高，餐饮安全所受到的社会公众关注度也越来越高，但餐饮业又是食品安全事故频发的行业。据统计我国每年食物中毒的人数约70% 来自餐饮行业，餐饮行业食品安全事件的发生具有一定的区域性、时间性特征，导致食品安全事件的原因具有一定的规律性。

罗兰等曾经对我国发生的约300起餐饮业食品安全事件的发生原因进行统计和分析，发现餐饮业中人员环境不卫生是导致餐饮消费食品安全事件的第一大原因，其次是添加有害投入品和采用不合格原料等（图1–2）。

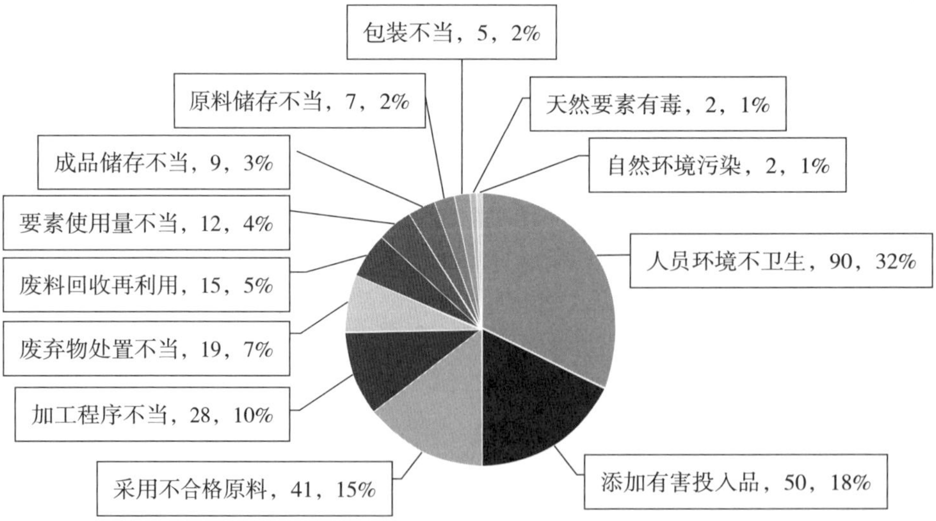

图1–2　餐饮食品安全事故原因、数量（起）及占比

而从食品安全事件的食品种类分析看，在所统计分析的食品安全事件中肉制品38起，调味品37起，鲜菜27起，是餐饮消费中发生食品安全事件频数最多的食品。

五、餐饮质量与安全影响因素

影响餐饮质量与安全的因素较多，从餐饮业的食品质量和安全稳定性的企业管理角度来看，主要有以下几方面。

（一）质量与安全管理体系

食品质量与安全管理是餐饮企业管理活动的重要部分。建立餐饮食品质量与安全管理体系是食品质量和安全的重要基础保障。根据企业规模与业态等因素，质量与安全管理体系可繁可简。无论该体系复杂程度如何，它都是餐饮食品质量与安全的基础管理，是过程管理中人员管理、设施设备管理、操作管理的前提，是过程管理中最重要的一环。

首先，因食品安全的强制性，餐饮企业要根据国家的食品安全法律、法规、规章的规定，建立企业的食品安全管理组织机构，配置食品安全管理人员，建立健全各项食品安全管理制度，做好食品安全自查自评与记录和食品安全事故处置，落实餐饮服务提供者食品安全保证规范。

其次，在食品安全满足国家强制要求的基础上，为保证食品全面质量指标的稳定性，还要进行质量和安全管理体系的建设。建立质量和安全管理体系可参阅已有的ISO 9000族标准、ISO 22000标准族及HACCP等，结合企业规模、业态等构建具有自身特色的质量和安全管理体系。

餐饮企业质量与安全管理体系的构建应将相互关联的过程作为体系的构件来看待、理解和管理。系统是由相互作用或相互依赖的若干组成部分结合成具有特定功能的有机整体。在质量与安全管理中应采用系统方法，围绕设定的质量与安全方针和目标，确定实现这一方针和目标的关键过程及其相互顺序，分析这些过程间的相互作用和相互影响关系，按某种方式或规律将这些过程组成一个系统。管理由这些过程构成的系统，使之协调、有效地运行，以取得期望的结果。

对于具有一定规模的餐饮企业，需要设立质量与安全管理机构、配备质量与安全管理人员、建立质量与安全管理制度、制订质量与安全管理计划、制定产品和操作标准，进行质量与安全监控和评估并纠错。

（二）工作人员

人是质量与安全管理系统得以有效运转的动力和保证。参与质量与安全保证体系的成员水平和素质直接影响到食品的质量和安全。对于传统厨房，由于工作人员密集而且多是手工操作，因此，生产人员素质的高低、情绪是否稳定、生产技术掌握的程度，会直接影响工作质量和产品质量。所以，需要重视对厨房人员素质的培养，帮助厨房人员管理情绪，提高操作水平，构建良好和谐的厨房氛围，培养团队精神，是厨房管理的重要内容之一。

（三）加工与消费环境

厨房加工环境的优劣对餐饮食品的质量与安全会有直接影响，特别是餐饮食品的安全直接关联到厨房的生产环境。应注意改善厨房环境，排除影响厨房生产的不利因素。厨房内的布局（例如是否按要求设置单间）、设施（例如防虫网等）和设备（例如案台、砧板、灶台、炊具、冰箱、照明灯具、绞肉机、和面机等）的配备和性能稳定性在很大程度上影响着厨房生产食品的质量与安全。

消费环境可以把食品的生产环境包含在内，也可以指备餐、供餐与配送环节的后端，消费者直接就餐时的环境。哪怕是单纯的就餐过程也会影响到餐饮食品的质量和安全。比如，就餐过程食品温度的下降将影响到菜品的口感，不使用公勺公筷也会影响到菜品的安全。

（四）原料

餐饮产品质量控制中，首先要抓好烹饪原料质量的控制，有优质的烹饪原料，才能烹制出精美的餐饮食品。之所以把原料作为餐饮质量与安全的一个影响因素，是因为原料对餐饮食品质量与安全的影响既与餐饮企业管理本身有关，但又不是餐饮企业完全可控的。首先，餐饮企业在原料的采购过程中应尽基本的法律义务（主要体现在安全方面），但哪怕尽到法律义务也不能百分之百保证原材料质量和安全。原料的质量与安全风险主要体现在以下几方面。

1．与企业管理有关的原材料质量与安全风险

此类风险主要表现在管理漏洞、人员素质等方面。在原料的采购中有可能出现个别采购人员徇私舞弊现象，也有可能受到自身素质和知识水平的限制采购不合格甚至违禁原材料。

2．与企业管理不紧密的原材料质量与安全风险

我国的法律和法规对不同业态的餐饮企业和原料供应者资质要求是不同的。对于规模比较小的餐饮企业，主要是要求餐饮企业对原料供应者资质和原料本身感官方面的查验，而对于特定餐饮服务提供者就要求建立供货者评价和退出机制，对供货者的食品安全状况等进行评价，将符合食品安全管理要求的列入供货者名录，及时更换不符合要求的供货者。出于规模和成本考虑，在符合国家法律法规强制要求（主要体现在安全方面）前提下，并不是所有企业都会进一步采取措施去控制原料的质量和安全，表现在质量甚至成本的不稳定，出现原料导致的食品安全事故只能通过追溯和追偿的方式处理。

3．其他偶发因素导致的质量波动

餐饮原料大多是食用农产品。不同产地、天气、品种等都会引起食用农产品质量的波动，在满足安全要求的前提下，其他质量指标一定范围内的波动往往是被企业允许的，但餐饮食品的质量可能随之波动。

（五）产品方法

产品方法主要包括食品品种及加工工艺、操作规程、测量和评定方法等。毋庸置疑，不同食品品种结合特定的加工工艺，在质量和安全的稳定性上是有差异的，比如冷食和热食本身安全性就存在差异。

六、质量管理

国家标准化组织的标准（ISO 8402—1994质量管理和质量保证）将质量管理定义为：“确定质量方针、目标和职责并在质量体系中通过诸如质量策划、质量控制、质量保证和质量改进使其实施的全部管理职能的所有活动”。中国质量管理协会将质量管理定义为：“保证和提高产品质量或工程质量所进行的调查、计划、组织、协调、控制、检查、处理及信息反馈等各项活动的总和”。

（一）质量方针

质量方针是指由组织的最高管理层正式发布的该组织总的质量宗旨和质量方向。质量方针是企业质量政策，是全体人员质量活动的根本准则。

（二）质量目标

质量目标是根据质量方针制定的明确可行的具体指标。其具有如下特征：

（1）与质量方针保持一致。

（2）必须具体、可测量。

（3）组织、部门、员工各自制定质量目标，具有层次结构。

（4）某个时间段内经过努力可实现。

（5）包括组织上的、技术上的、资源方面的以及为满足产品要求所需的内容，具有全方位性。

（三）质量体系

质量体系是为实施质量管理所需的组织结构、程序过程和资源，包括质量管理体系和质量保证体系。质量体系是一个组织管理系统，要随着构建积累形成文件系统，包括：质量手册、程序性文件、质量计划、质量记录等。

（四）质量策划

质量策划是指确定质量目标以及采用质量体系要素的活动。质量策划属于“指导”与质量有关的活动，也就是“指导”质量控制、质量保证和质量改进的活动。质量策划是质量管理活动中不可或缺的中间环节，是连接质量方针和具体的质量管理活动之间的桥梁和纽带。质量策划包括以下几个方面。

（1）集中、比较顾客的质量要求。

（2）向管理层提出有关质量方针和质量目标的建议。

（3）从质量和成本两方面评审产品设计，制定质量标准，确定质量控制的组织及程序、制度和方法。

（4）制定审核原料供应商质量的制度和程序。

（5）开展宣传教育和人员培训活动等工作内容。

（五）质量控制

质量控制是为达到质量要求所采取的作业技术和活动。质量控制的目的在于对过程进行监控并排除质量环节所有手段中导致不满意的原因，是预防不合格产品发生的手段和措施。质量控制一般采取以下程序。

（1）制定质量控制的计划和标准。

（2）实施质量控制计划和标准。

（3）对过程进行监控，对结果进行评价，发现存在的质量问题及其成因。

（4）排除不良或危害因素，恢复至正常状态。

（六）质量保证

质量保证是指为了提供足够的信任表明实体（体系、过程或产品）能够满足质量要求，而在质量体系中实施，并根据需要而进行证实的全部有计划和有系统的活动。质量保证可分为内部质量保证和外部质量保证两种类型。内部质量保证取信于本企业的管理层，外部质量保证取信于需方。

（七）质量改进

质量改进是指为本企业以及顾客提供更多的效益，在整个企业采取的旨在提高活动和过程的效益和效率的各种措施，质量的改进是方方面面的，涉及企业质量管理体系、过程、产品。

七、质量波动

在生产实践中，由同一个工人，在同一台设备上，用同一批原材料、同一种方法生产出的同一种产品的质量具有波动性。这种波动常被概括为6个方面的因素。①人：操作者对质量的认识、技术熟练程度、文化素质、身体状况等；②机器：机器设备和工具的卫生、精度和维护保养状况等；③材料：食品原料的成分、物理性能和化学性能等；④方法：包括加工工艺、管理方法、操作规程、测量方法等；⑤测量：测量时采取的方法是否标准、正确；⑥环境：生产场所的温度、湿度、照明和清洁条件等。从过程质量控制的角度来看，通常又把上述造成质量波动的6个方面的因素归纳为偶然性原因和系统性原因。偶然性原因一定程度上可以说是正常原因，如原料理化性能、成分的微小差异等，影响因素多，不易识别，对质量特性值波动的影响较小，使质量特性值的波动呈现典型的分布规律；系统性原因在生产过程中少量存在，影响因素较少，容易识别，一旦在生产过程中存在这类因素，就必然使产品质量发生显著的变化，表现为一定的或周期性的或倾向性的规律变动。由此，可将质量波动分为正常波动和异常波动。

（一）正常波动

正常波动是由偶然性、不可避免的因素造成的波动。这些因素在技术上难以消除，经济上也不值得消除。常见的如原材料中的微量杂质或性能上的微小差异，温度或电压等生产条件的微小变化，设备的正常磨损和轻微振动，检测的误差等。这类因素在实际生产中大量存在着。在一般情况下，正常波动是质量管理中允许的波动。

（二）异常波动

异常波动是由系统性原因造成的质量数据波动，这类因素对质量数据波动的影响比较大，使生产过程处于不稳定状态，如原材料质量不合格，设备的不正确调整，操作者偏离操作规程等。生产中如果出现这种现象，生产过程往往处于失控状态。

第三节　食品质量控制工具

一、企业内部质量风险监测和评估的意义

（1）监测与评估的结果是制定、修订企业内部产品质量标准或工作规范的重要科学依据。国家层面强制要求主要集中在食品安全领域的基本面。对食品安全要求更高及对食品质量稳定性有要求的餐饮企业往往需要制定自己的标准或者工作规定。由于各企业的规模、业态和食品种类等有所差异，因此往往需要餐饮企业制定针对本企业的标准或工作规范，而检

测评估的结果可以结合国家的强制要求作为制定标准和工作规范的科学依据。

（2）监测与评估的结果是对餐饮食品质量实施监督管理的科学依据。餐饮食品质量检测和评估结果得出食品、生产环境或者操作等不符合要求的，企业相关部门或领导应采取措施、责令改正并进一步规范管理。对于不合格的食品不准提供给消费者。

（3）监测与评估的结果是企业管理部门对餐饮食品质量和安全状况进行综合分析的科学依据，有利于对食品的质量和安全防患于未然。

二、需要企业进行内部质量风险监测和评估的情况

首先，对于餐饮企业，食品质量和安全的风险监测应该是有计划的常规事务。对于比较正式的质量和安全风险评估，有以下情况之一，应当进行评估。

（1）通过制品的质量和安全风险监测或者接到投诉发现食品质量或安全有问题。

（2）为制定或者修订企业标准或产品、流程、管理等标准提供科学依据需要进行风险评估的。

（3）为确定企业管理的重点领域、重点品种、重点流程等需要进行风险评估。

（4）发现新的可能导致餐饮食品质量和安全不稳定因素。

（5）需要判断某一因素是否构成餐饮食品质量不稳定或者食品安全隐患。

（6）企业认为需要进行风险评估的其他情形。

三、产品质量形成规律

（一）朱兰质量螺旋

美国质量管理专家朱兰（Juran）提出产品质量形成的质量螺旋模型图，该模型认为产品质量的提高发展过程是循环往复的过程，经过一轮循环，质量提高一步。产品质量是产品实现全过程的结果。过程中的每一个环节直接或间接地影响产品的质量。其中人的质量以及对人的管理是过程质量和工作质量的基本保证。

朱兰的质量螺旋有着相当丰富的内涵，产品质量的全过程管理可以概括为三个管理环节：质量策划、质量控制和质量改进，通常称之为“朱兰三部曲”。质量策划、质量控制和质量改进这三个过程中，每个过程都包含一系列活动，如表1-1所示。

表 1-1　朱兰三部曲活动内容

质量策划	质量控制	质量改进
确定顾客	选择控制点，控制什么	指明改进的特定目标
明确顾客的需求	选择测量单位	组织项目团队
开发满足顾客需求的产品	设置测量，建立性能标准	发现原因，找出补救措施
建立产品目标	测量实际性能	证明措施的有效性
开发满足产品目标的过程	解释区别（实际和标准）	议论文化障碍
证明过程能力	采取纠正措施	对取得的成果采取控制程序

（二）戴明循环

戴明循环又称PDCA循环。戴明循环是一个质量持续改进模型，它包括持续改进与不断学习的四个循环反复的步骤，即计划（plan）、执行（do）、检查（check）、处理（act）。戴明循环有时也被称为戴明轮或持续改进螺旋。戴明循环作为全面质量管理体系运转的基本方法，其实施需要搜集大量数据资料，并综合运用各种管理技术和方法。其特点如图1-3所示。

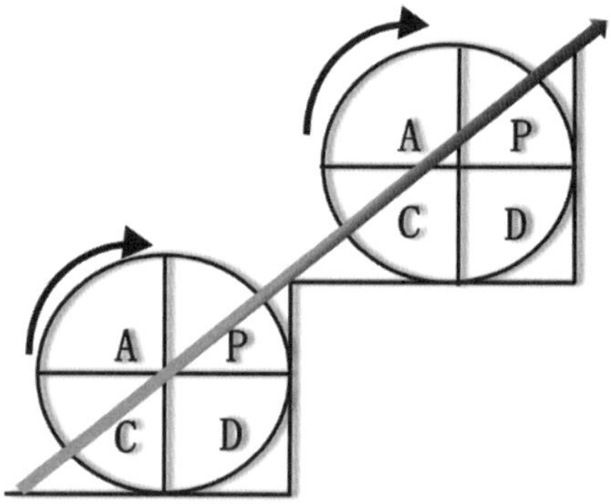

图1-3　阶梯式上升的戴明轮

（三）桑德霍姆质量循环模型

瑞典质量管理学家桑德霍姆用另一种表述方式阐述产品质量的形成规律，提出质量循环模型（图1-4）。

与朱兰质量螺旋相比，两者的基本组成要件极为相近，但桑德霍姆质量循环模型更强调企业内部的质量管理体系与外部环境的联系，特别是和原料供应单位及用户的联系。

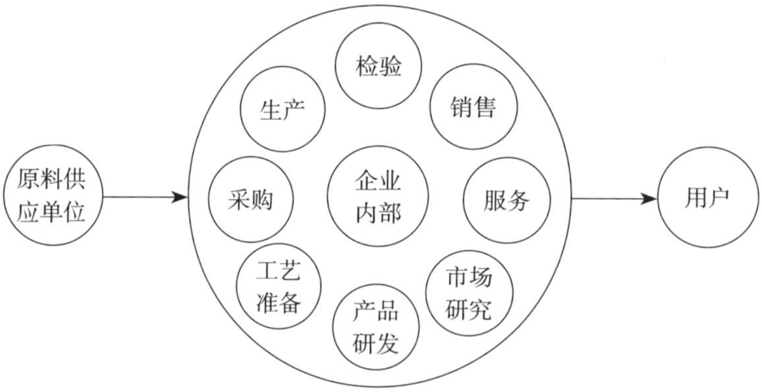

图1-4　桑德霍姆质量循环模型

四、质量控制模型和工具

比较有效的餐饮质量的控制是基于风险分析的，每个规模企业都应该建立涵盖管理与技术、硬件与软件的餐饮质量的管理体系，具有特定企业特色的质量管理体系构成了一个企业的餐饮食品质量控制模型。该模型的有效运转常常涉及工具的运用，在现代食品的质量控制中，已经发展出了一系列的工具。

（一）质量控制的传统七大工具

1．调查表法

调查表又称检查表、核对表、统计分析表，它是用来记录、收集和积累数据，并能对数据进行整理和粗略分析的统计图表。由于它简便易用又直观清晰，所以在质量管理活动中得到广泛的应用。常用的调查表有不合格项目调查表、缺陷位置调查表、质量分布调查表、矩阵调查表等。

（1）不合格项目调查表　不合格项目调查表主要用来检查或调查生产现场不合格项目频数和不合格品率。调查表数据也可以进一步用于排列图等分析研究。

（2）缺陷位置调查表　菜品的盘饰、宴席的摆盘、咖啡拉花等外观质量是考核的指标之一，外观的缺陷可能发生在不同的部位，且有多种类型。缺陷位置调查表就是先画出产品平面示意图，把图划分成若干小区域，并规定不同外观质量缺陷的表示符号。调查时，按照产品的缺陷位置在平面图的相应区域内打记号，最后归纳统计记号，可以得出某一缺陷比较集中在哪一个部位上的规律，为进一步调查或找出解决办法提供可靠的依据。

（3）质量分布调查表　质量分布调查表是通过对现场抽查质量数据的加工整理，找出其分布规律，从而判断生产工序是否正常。具体是根据已有的资料，将某一特性项目的数据分布范围分成若干个区间而制成的表格，用以记录和统计每一质量特性数据落在某一区间的频数。从表格形式看，质量分布调查表与后面要讲到的直方图的频数分布表相似，所不同的是质量分布调查表的区间范围是根据以往资料，首先划分区间范围，然后制成表格，以供现场调查记录数据；而直方图频数分布表则是首先收集数据，再适当划分区间，然后制成图表，以供分析现场质量分布状况之用。此类调查表又称为工序分布检查表。

（4）矩阵调查表　矩阵调查表是一种多因素调查表，它要求把质量评价指标和影响因素分别排列成行和列，在其交叉点上标出调查到的各种缺陷、问题以及数量。这种方法是通过多元思考，明确解决问题的方法，它主要用来寻找新产品开发方案、分析产生不合格品原因等。

2．排列图法

排列图又称帕累托图，全称主次因素分析图，是寻找主要问题或影响质量的主要原因所使用的一种重要的分析工具。它是由两个纵坐标、一个横坐标、几个按高低顺序依次排列的长方形和一条累计百分比折线所组成的图。排列图的制作可以分为以下步骤。

①将收集的数据分类整理并分层，每一层为一个项目，并统计出每个项目的频数。

②在坐标纸上画出纵横坐标。

③依照频数的大小在横轴上自左至右排列，并画出表示频数的排列图。

④画右纵坐标表示累计百分比，找出各项目的累计百分点，连接累计曲线。

⑤填上图的名称、时间、数据来源、目的、制图者等其他说明事项。

3．因果图法

因果图又称特性要因图、树枝图、鱼刺图、石川图等，是表示质量特性与原因关系的图。产品质量在形成的过程中，一旦发现了问题就要进一步寻找原因。问题的产生往往不是一种或两种原因影响的结果，而常常是多种复杂原因影响的结果。在这些错综复杂的原因中，找出其中真正起主导作用的原因往往比较困难，因果图就是能系统地分析和寻找影响质量问题原因的简单而有效的方法。它是一种系统分析方法，也是QC小组（质量控制小组）常用的一种分析方法。以经过消毒的牛奶发生变质为例，因果图的制作可以分为以下步骤。

（1）确定问题　首先确定要分析的主要质量问题，并将其写在右侧的方框内，画出主干，箭头指向右端（图1–5）。

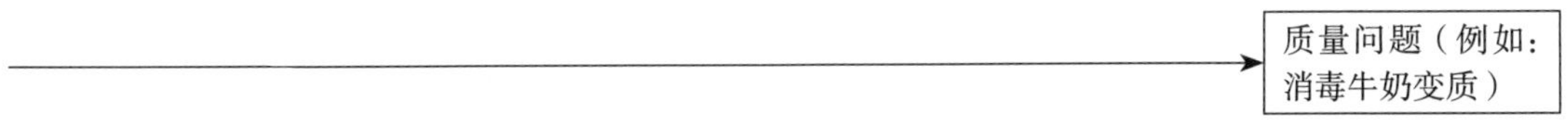

图1–5　因果图——确定问题

（2）确定主因　按一般分析工序质量问题进行初步分析，造成消毒牛奶变质的原因可以具体分为原料、操作员、车间环境、杀菌不彻底、检测方法五大类，用中箭头表示，如图1-6所示。

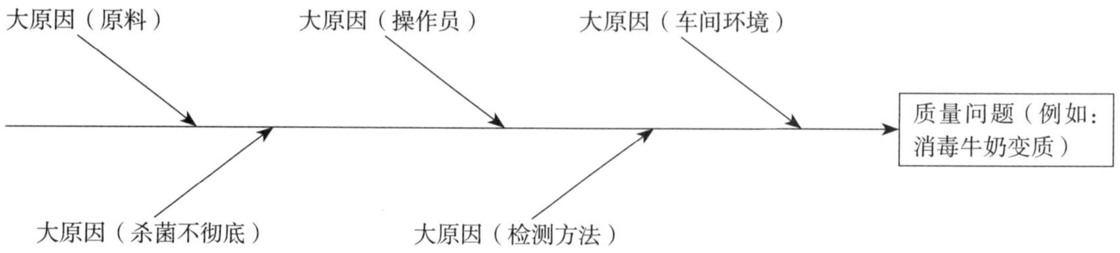

图1-6　因果图——确定主因

（3）确定中原因和小原因　将各分类项目中的影响因素逐一列出，每个中枝表示各项目中造成质量问题的一个原因。作图时，各中枝平行于主干，箭头指向大枝，将原因记在中枝上下方，如图1-7所示。

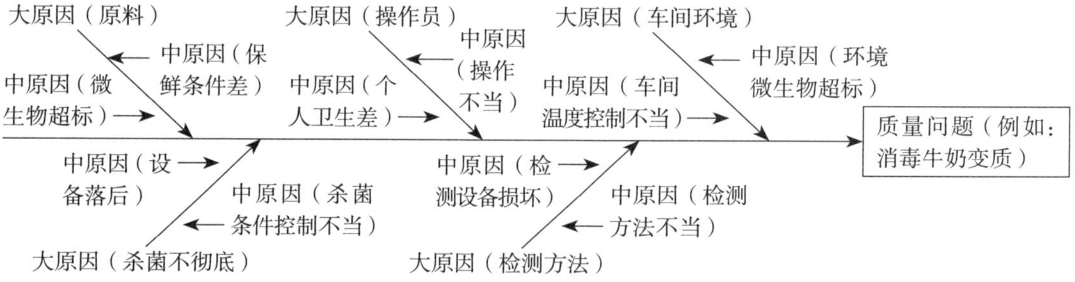

图1-7　因果图——确定中原因（可以以此类推确定小原因）

（4）分析原因　对于每个中枝的箭头所代表的一类因素进行分析，找出导致它们质量不好的原因，逐类细分，直到能具体采取措施为止。

（5）确定主要原因　分析图上标出的原因是否有遗漏，归纳总结，找出主要原因，画上方框或标记，作为质量改进的重点，以便采取措施和改进方法，如图1-7所示。

（6）标准附加信息　注明因果图的名称、绘图者、绘图时间。

（7）采取措施　根据找出的主要原因，采取措施解决问题。

经过分析，本例中最终确定的主要原因为原料中微生物超标，生产车间内温度过高，检测设备损坏等，可以加强对原料的检测，确保原料质量安全；对生产车间进行改造，安装空调系统，降低车间内温度；加强对员工的教育培训；加强设备的维护保养和检修，杀菌锅陈旧，及时进行设备更新等。

4．直方图法

直方图是频率直方图的简称，也称质量分布图，是通过对数据的加工整理，从而分析和掌握质量数据的分布状况和估算工序不合格品率的一种方法。将全部数据按其顺序分成若干间距相等的组。以组距为底边，以该组距相应的频数为高，按比例而构成的若干矩形，即为直方图。它的用途十分广泛，主要作用包括：可以直观地判断所生产产品质量特性值的分布状态，从而进一步掌握产品质量的分布状况；比较准确地判断生产工序是否处于稳定或受控状态；对总体生产情况进行推断，判断其总体质量的分布情况，以便发现问题及时纠正；判断和掌握工序能力，估算工序不合格品率等。直方图制作可以分为以下步骤。

（1）搜集数据　将搜集到的数据填入数据表。做直方图的数据要大于50个，否则反映分布的误差太大。表1–2所示的是某批食品含水量。

表 1–2　某批食品含水量　　单位：%

40	54	56	78	52	78	54	58	57	74
38	57	66	76	76	70	58	70	47	72
45	48	54	46	55	74	61	66	54	65
72	49	46	64	50	63	74	60	58	56
66	55	67	66	76	66	75	73	78	48
59	73	78	56	73	54	50	42	67	64
56	45	48	48	63	66	72	77	54	70
76	48	67	42	45	77	72	57	57	78
76	55	47	71	63	48	43	57	43	59
45	58	74	73	64	65	46	64	77	62

（2）找出最大值和最小值，计算极差　数据中的极差通常用R表示，最大值用X_{max}表示，最小值用X_{min}表示。极差$R=X_{max}-X_{min}$，此表中$X_{max}=78$，$X_{min}=38$，$R=X_{max}-X_{min}=78-38=40$。

（3）确定组数和组距　组数一般用K表示，组距一般用h表示，数据总数用n表示。一般可以参考以下公式确定组数和组距：

$$K=\sqrt{n} \qquad h=\frac{R}{K}$$

组数确定可参考数据：数据数在50～100个时，组数（K）一般选6～10；数据数在100～250个时，组数（K）一般选7～12；数据数在250个以上时，组数（K）一般选10～20。一般情况下，正态分布为对称型，故常取K为奇数，本例可分9组，即$K=9$。

$$h=\frac{40}{9}\approx 4.5\approx 5$$

（4）确定各组界限　为了避免出现数据值与组的边界值重合而造成频数计算困难的问题，组的边界值单位应取最小测量单位的1/2。本例表1–2中所有数据的最小位数为个位数1，因此1/2最小测量单位是1/2×1=0.5。分组的范围应能把数据表中最大值和最小值包括在内。根据以上计算规则，第一组的下界限为：

最小值–界值单位=38–0.5=37.5

上界限为：第一组下界限值+组距=37.5+5=42.5

（5）编制频数分布表　见表1-3。

表 1-3　食品含水量频数分布表

组号	组界限	频数分布	组号	组界限	频数分布
1	17.5 ~ 42.5	4	6	62.5 ~ 67.5	18
2	42.5 ~ 47.5	11	7	67.5 ~ 72.5	8
3	47.5 ~ 52.5	10	8	72.5 ~ 77.5	17
4	52.5 ~ 57.5	18	9	77.5 ~ 82.5	5
5	57.5 ~ 62.5	9			

（6）画直方图　先画坐标，横坐标表示质量特性，以组界限为底，频数为高，画出各组的直方图形，在图上标图名，记入搜集数据的时间和其他必要的记录，见图1-8。

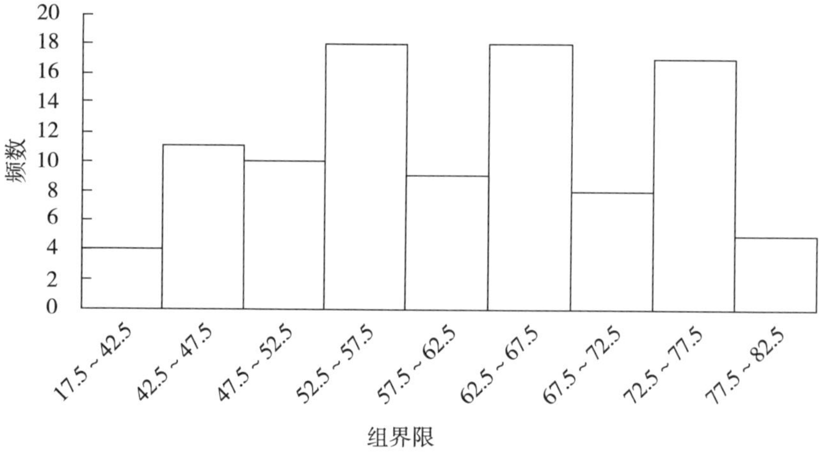

图1-8　食物含水量的直方图

可以通过直方图对于工序状况进行分析和判断，直方图的形状及分析可以参考表1-4。

表 1-4　直方图及分析

常见类型	图例	形状特点	分析判断
正常型	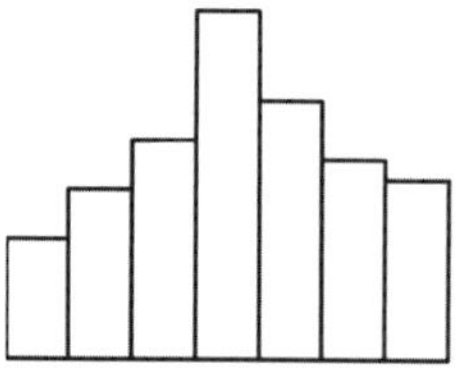	中间有一个峰，两边低，且左右基本对称	工序正常，处于稳定状态

续表

常见类型	图例	形状特点	分析判断
孤岛型	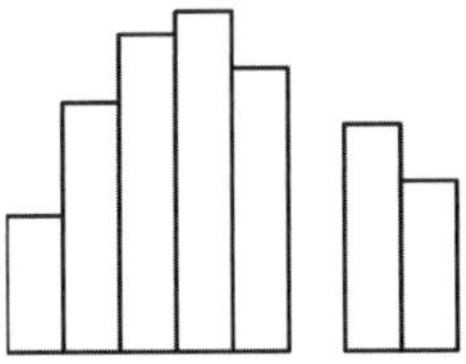	在主分布图形之两侧出现小的直方形，形如孤岛	短时间内有异常因素在起作用，使加工条件起了变化，例如原料混杂、操作疏忽、短时间内有不熟练的工人替班或测量有误等
偏向型	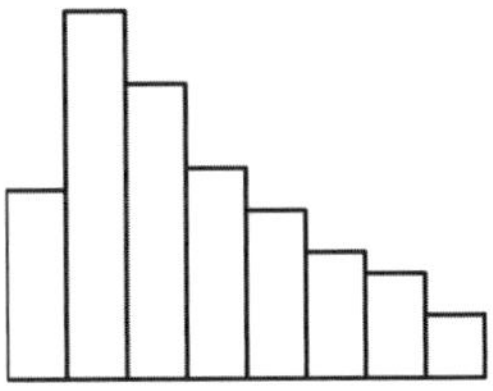 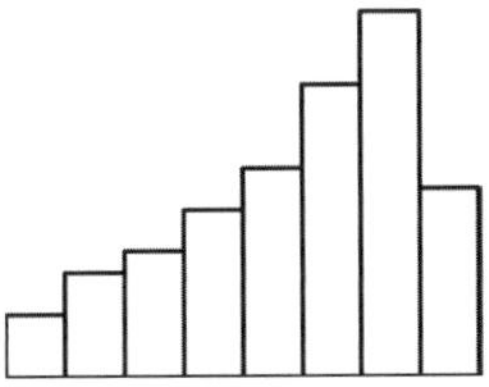	顶峰偏向一侧，所以也称偏坡形，有偏左和偏右之分	计量值只控制一侧界限时，常出现此形状。例如食品装盘时，为了不低于规定的重量标准，往往多装，而造成右偏
双峰型	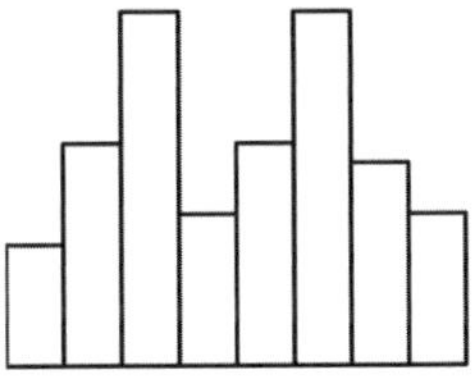	具有两个突出的峰	数据可能来自不同的总体，把不同材料、不同加工者、不同操作方法、不同设备生产的两批产品混为一批
平顶型	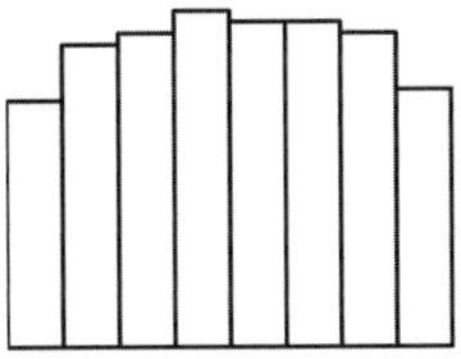	没有突出的顶峰	往往是由于生产过程中有缓慢变化的因素在起作用所造成的，例如刀具的磨损、操作者疲劳等
锯齿型	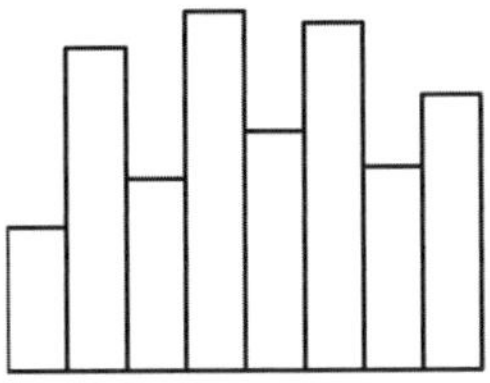	出现参差不齐，但图形整体看起来还是中间高，两边低，左右基本对称	造成这种情况不是生产上的问题，主要是分组过多、测量精度不够、读数有误等原因所致

5．散布图法

散布图又称相关图、分布图、散点图，是描绘两种质量特性值之间相关关系的分布状态的图形。它将一对数据看成直角坐标系中的一个点，多对数据得到多个点组成的图形即散布图。它用来研究、判断两个变量之间或两种质量特性之间有无相关性及相关关系如何的一种直观的判断方法。散布图的绘制程序为：①选定分析对象；②收集数据；③找出数据中的最大值与最小值；④在坐标纸上建立直角坐标系，横坐标为自变量，取值范围应包括自变量数据的最大值与最小值，越往右取值越大，纵坐标为应变量，应包括应变量数值；⑤将各组对应数据标示在坐标上；⑥特殊点的处理（如果碰上一组数据和另一组完全相同，则需要进行标识）；⑦填上资料的收集地点、时间、测定方法、制图者等项目。作散布图的数据一般应搜集30组以上，数据太少，相关就不太明显，因而会导致判断不准确；数据太多，计算的工作量就太大。表1–5是典型散布图的两组数据之间的关系。

表 1–5　典型散布图的两组数据之间的关系

<table>
<tr><th>图例</th><th colspan="4">名称与说明</th></tr>
<tr><td>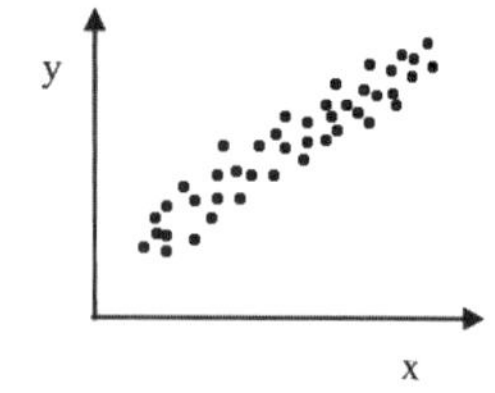</td><td rowspan="2">正相关</td><td>x变量增加
y变量随之增加</td><td>强正相关</td><td>点分布比较密集，相关关系明显呈直线趋向</td></tr>
<tr><td>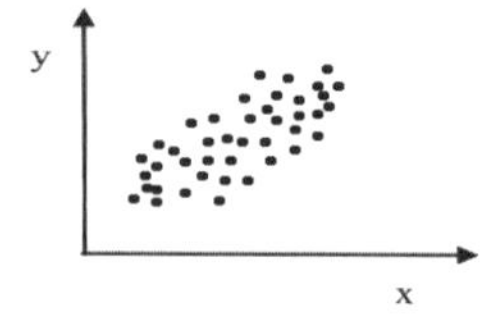</td><td>x变量增加
y变量随之增加</td><td>弱正相关</td><td>点分布比较松散，相关关系大致呈直线趋向</td></tr>
<tr><td>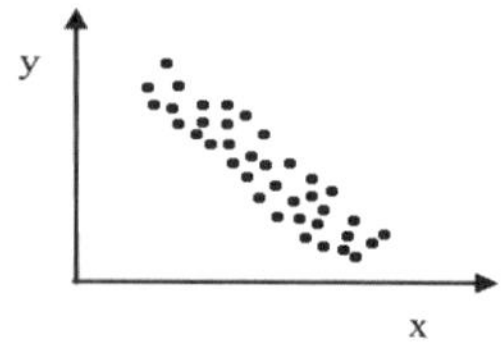</td><td rowspan="2">负相关</td><td>x变量增加
y变量随之减少</td><td>强负相关</td><td>点分布比较密集，相关关系明显呈直线趋向</td></tr>
<tr><td>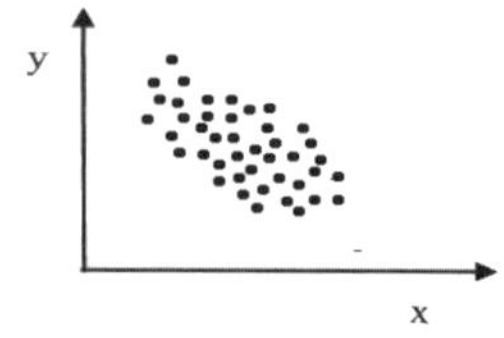</td><td>x变量增加
y变量随之减少</td><td>弱负相关</td><td>点分布比较松散，相关关系大致呈直线趋向</td></tr>
<tr><td>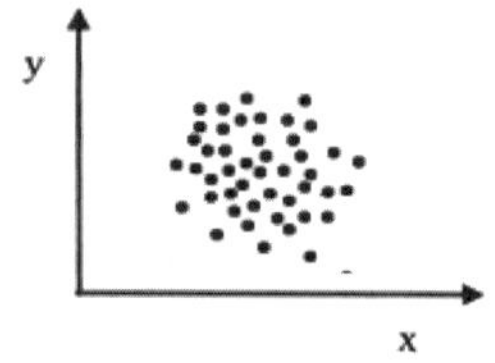</td><td colspan="4">不相关</td></tr>
<tr><td>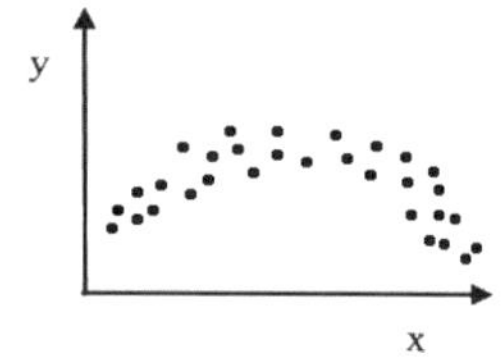</td><td colspan="4">非线性相关（曲线相关）</td></tr>
</table>

6．分层法

分层法又称分类法或分组法，就是按照一定的标志，把搜集到的杂乱的原始数据按照不同的目的加以分类、整理、归纳，使其系统化和条理化，以便分析影响产品质量的主要原因并采取相应的技术措施的方法。按照分析问题的目的和用途的不同，可以采用不同的标志进行分层，也可以同时采用若干标志对数据进行分层。工厂通常是按照操作人员、生产时间、使用设备、原材料、加工方法、检测手段、环境条件等这样一些标志对数据进行分层。

根据分析问题的目的或用途的不同，可以采用不同的标志进行分层，也可以同时采用若干标志对原始数据进行分层。一般说来，分层可采用以下标志。

①操作人员可按年龄、性别、工龄、文化程度等进行分层。

②设施、设备可按不同的类型、作用、新旧程度、厂家等进行分层。

③原料可按种类、产地、供应商等进行分层。

④方法可按不同的工艺顺序、操作方法和生产效率等进行分层。

7．控制图法

控制图又称管理图，主要是通过图形的方法，表述在生产过程中随着时间变化的质量波动，并分析产生的原因，确定是偶然性原因还是系统性原因，并及时作出正确的对策，保持工序处于稳定状态而进行的动态控制的统计方法。它主要是用来分析和判断工序是否处于控制状态。它有助于分析和判断是系统性原因还是偶然性原因所造成的波动或失控状态。根据收集数据的类型分为计数值控制图和计量值控制图。

控制图纵坐标为质量特性值，横坐标为抽样时间或样本序号。图上有三条线：上面一条虚线称上控制界限线（简称上控制线），用符号UCL表示；中间一条实线称中心线，用符号CL表示；下面一条虚线称下控制界限线（简称下控制线），用符号LCL表示。这三条线是通过搜集过去在生产稳定状态下某一段时间的数据计算出来的。使用时，定时抽取样本，把所测得的质量特性数据用点一一描在图上。根据点是否超越上、下控制界限线和点排列情况来判断生产过程是否处于正常的控制状态。根据正态分布理论，若过程只受随机因素的影响，即过程处于统计控制状态，则过程质量特性值有99.73%的数据（点）落在控制界限内，且在中心线两侧随机分布。若过程受到异常因素的作用，典型分布就会遭到破坏，则质量特性值数据（点）分布就会发生异常（图1-9）。

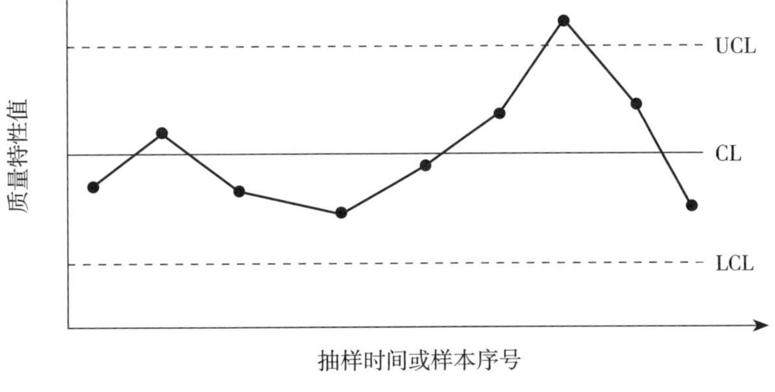

图1-9　异常控制图

利用控制图来判断工序是否稳定，实际是一种统计推断的方法。进行统计推断就会产生两类错误，第一类错误是将正常判为异常，即工序本来并没有发生异常，只是由于偶然性原因的影响，使质量波动过大而超过了界限线，而我们却把它判为存在系统性原因造成工序异常，从而因“虚报警”给生产造成损失。第二类错误是将异常判为正常，即工序虽然已经存在系统性因素的影响，但因某种原因，质量波动并没有超过界限线，因此认为生产仍旧处于控制状态而没有采取相应的措施加以改进。这样由于“漏报警”而导致产生大量不合格品，因而给生产造成损失。数理统计学告诉我们，放宽控制界限线范围固然可以减少犯第一类错误的机会，但却会增加犯第二类错误的可能；反之，压缩控制界限线范围可以减少犯第二类错误的机会，但却会增加犯第一类错误的可能。显然，控制图的控制界限线的范围的确定应以两类错误的综合总损失最小为原则。

（二）质量控制的新七大工具

质量控制的新七大工具主要包括关联图法、亲和图法、PDPC法、系统图法、箭形图（网络图）法、矩阵数据解析法、矩阵图法，下面将分别进行介绍。

1．关联图法

把现象与问题有关系的各种因素串联起来的图形就是关联图。关联图中的箭头一般从原因指向结果，手段指向目的，它只反映逻辑关系，不反映工作顺序。如图1-10所示，通过关联图可以找出与这个问题有关系的一切原因，进一步抓住重点问题，并寻求解决对策、方法或措施。

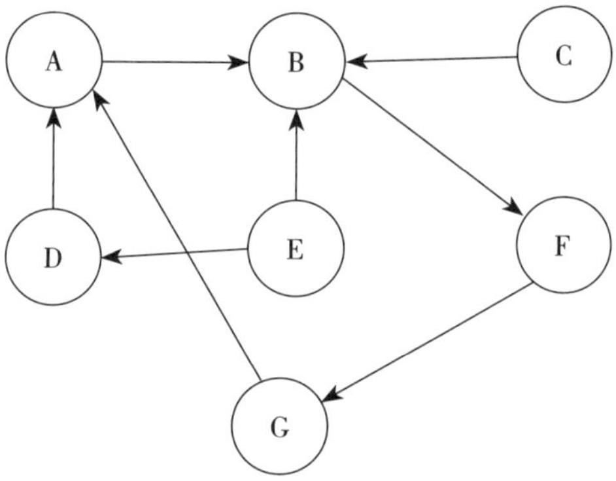

图1-10　关联图法

2．亲和图法

亲和图法又称KJ法，就是把对未来的问题、未知的问题、无经验领域的问题的有关事实、意见、构思等语言资料收集起来，按相互接近的要求进行统一，从复杂的现象中整理出思路，以便抓住实质，找出解决问题的途径的一种方法。根据参与制作亲和图的人数可以分为个人亲和图与团队亲和图。个人亲和图主要是由一人来进行，重点应该放在资料的组织上。团队亲和图是以数人为一组进行，重点应该放在策略方针的制订上。

3．PDPC法

PDPC（Process Decision Program Chart）又称过程决策程序图，是为了实现开发目标或目的，在制订计划时，预测事先可以考虑到的不理想结果，然后采取措施把过程的特性尽可能引向理想方向的方法。这样，在计划的执行过程中，遇到不利情况，可以更换计划方案，从而保证达到预定的计划目标。

4．系统图法

系统图是指把要实现的目的或目标与需要采取的措施、方法或手段进行系统的展开，并绘制成图，以明确问题的重点，寻求最佳手段、方法或措施。在实际生产过程中，如果发生某一目的完成比较困难，并且暂时又想不出较好的措施时，或者当某一结果令人失望又找不到根本原因时，则可以采用系统图进行分析。

系统图一般可分为两种：一种是原因型系统图，主要以“原因—结果”方式展开，如

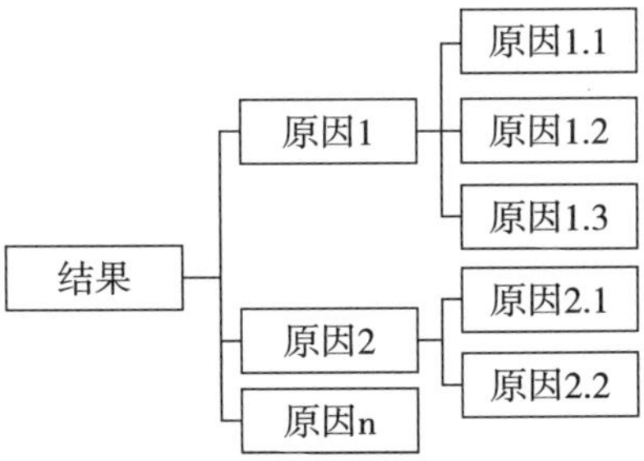

图1-11　原因型系统图

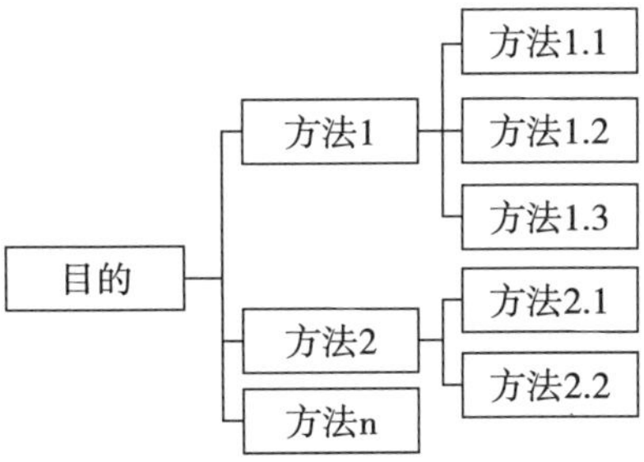

图1-12　对策型系统图

图1-11所示；另一种是对策型系统图，主要以“方法—目的”方式展开，如图1-12所示。

5．箭形图（网络图）法

箭形图法是把一项任务的工作过程看作一个系统进行处理，将各项任务分为不同阶段和不同层次，按照任务的先后顺序和关联性，采用箭形或网络的方式表示出来，形成管理问题的一种确切的数学模型，用以解决过程中的实际问题。

6．矩阵数据解析法

矩阵数据解析法是多变量质量分析的一种方法，它是将已知的庞大数据资料，经过整理、计算、判断、总结得出结果，以决定品质改善或新产品开发重点的一种方法。

7．矩阵图法

矩阵图主要是从问题事项中找出成对的因素群，然后分别排列成行和列并找出它们之间相关性或相关程度的大小的一种方法。矩阵图的类型包括L型矩阵、T型矩阵（相当于两个L型的组合，可用于分析两个因素群）、Y型矩阵（相当于三个L型的组合，可用于分析三个因素群）、X型矩阵（相当于四个L型的组合，可用于分析四个因素群）等。图1-13是一位蛋糕师利用L型矩阵想改进蛋糕质量进行的矩阵图分析。

		R（成分含量）			
		R_1（蛋白）	R_2（碳水化合物）	R_3（脂类）	R_n（……）
L（风味）	L_1（颜色）	○	○		
	L_2（气味）			○	
	L_3（硬度）	●	○		
	L_m（……）				

注：●表示强相关，○表示相关

图1-13　蛋糕的质量改进矩阵（L型）图

除了以上介绍的质量控制工具可供借鉴使用，餐饮企业还会使用一些质量和安全的管理体系和方法，在后续章节中进行介绍。

五、数据

数据是反映事物性质的一种量度。任何一种产品为满足人们的需要，都必须具备多方面的质量特性，反映这些特性的数值称为质量特性值，又称质量数据。全面质量管理的基本观点之一就是“一切用数据说话”。企业、车间、班组都会碰到很多与质量有关的数据，例如生产过程中的工序控制记录，半成品、成品质量的检测结果等。

（一）数据的分类

在科学研究和生产实践中，工作人员会经常碰到很多与质量有关的数据，这些数据是各种各样、方方面面的。数据按性质和使用目的的不同，可以分为计量值数据、计数值数据、顺序数据、点数数据和优劣数据。

1．计量值数据

计量值数据是指用测量工具可以连续测取的数据，即通常可以用测量工具具体测出小数点以下数值的数据，数据在给定的范围内可以取任何值，如测量菜品原材料切割的单块重量、硬度、体积、厚度，储藏室的温度等。这样的测量结果数据是不连续的。数据的变化情况与所用的测量仪器精确度有关。

2．计数值数据

计数值数据是指那些不能连续取值的，只能以个数计算的数据，或者说即使使用测量工具也得不到小数点以下的数值，而只能得到如0，1，2，3，……整数的数据。如摆盘合格品与不合格品件数、质量检测的项目数、加工设备的故障次数、某菜品被投诉次数等。

需要注意，当数据以百分率表示时，要判断它是计数值数据还是计量值数据，取决于给出数据计算公式的分子、分母，当分子、分母是计数值数据时，即使得到的百分率不是整数，它也属于计数值数据。计量值数据和计数值数据的性质不同，它们的分布也不同，所用的控制图和抽样方案也不同，所以必须正确区分。

3．顺序数据

顺序数据是指在对产品进行综合评审而又无适当仪表进行测量时所用的数据。例如，在对食品进行感官分析时，将不同的产品进行随机编号如17，118，356，或把n类产品按评审标准顺序排成1，2，3，……，n，这样的数据就是顺序数据。

4．点数数据

点数数据是指以100点或5点或其他点记为满点进行评分的数据。在食品感官评定时，给产品打分时常用点数数据。例如，对香肠进行感官评分时，采用5点：5分，肉色好，有光泽，香气圆润浓郁，风味明显，留香时间长；4分，肉色较好，有光泽，香气较浓郁，风味较明显，留香时间较长；3分，肉色正常，较有光泽，有正常香气，能闻到或品尝到香精风味；2分，肉色异常，无光泽，无正常香气，无香精风味；1分，肉色异常（或有霉菌），无光泽，有酸腐气味，无正常香气。

5．优劣数据

在质量管理工作中常会遇到一些难以用定量的数据来表示的事件或因素，一般可以用优劣值法，使之转换成数据。优劣数据常用于比较两个或多个产品之间的差别或优劣时使用的数据。例如，比较类似两个菜品在顾客中的受欢迎程度。

（二）数据的搜集

在质量管理过程中，通过有目的地收集数据，总结出有关产品制售过程中的质量信息，再分析并作出决策或提出解决方案，达到提高产品质量的目的。数据收集一般采用抽样检查的方法，通过对子样进行测试，就可得到若干数据，通过对这些数据的分析整理，便可判断出总体是否符合质量标准。数据收集的对象和方法主要有 4 种，分别如下。

1．简单随机抽样

简单随机抽样又称单纯随机抽样，就是对总体中的全部个体不做任何分组或分类，直接从总体中不加任何限制地抽选个体作为样本的抽样，通常采用随机数值表法、直接抽取法或者抽签法进行取样。

2．分层随机取样

分层随机抽样又称类型抽样、典型抽样，它是将整批产品按不同条件生产出来（如原材料、操作者、作业班次）分组（层）后的样品归类后，按一定比例从各组（层）中分别用简单随机抽样抽取产品组成样本。

3．整群随机抽样

整群随机抽样又称系列抽样、划区抽样，在总体中一次并非抽取单个个体，而是抽取整群个体或若干个产品作为组成样本的抽样方法，如每次取一箱的产品等。

4．系统随机抽样

系统随机抽样又称机械随机抽样、间隔抽样或规律性抽样，是在时间和空间上，按一定间隔从总体中抽取样品以获得检测样的抽样方法，这种方法适用于流水线，多用于工序质量控制。

（三）搜集数据的注意事项

在做管理或决策时，收集的数据要真实可靠，并具有代表性，否则，就会得出错误结论，这比没有数据更糟糕。为了取得准确可靠的数据，应该注意下列事项。

（1）明确收集数据的目的和收集的方法。

（2）收集的数据要具有代表性。

（3）收集数据时，记录的内容包括何人、何时、从何处、用何方法、用何测量仪表、记录何数据、如何处理等。

（4）数据记录时，字迹要清晰，让人能看懂。

（5）记录必须保存，而且计算过程也应予以保存，以便出现计算错误时可追溯。

（6）要注明搜集数据的条件，样本具有足够的数量。

第四节　我国食品安全治理

在我国，食品安全经过长期的探索逐渐形成了预防为主、风险管理、全程控制、社会共治，建立科学、严格的监督管理制度的全面治理体系。

县级以上人民政府食品安全监督管理部门和其他有关部门、食品安全风险评估专家委员会及其技术机构，按照科学、客观、及时、公开的原则，组织食品生产经营者、食品检验机构、认证机构、食品行业协会、消费者协会以及新闻媒体等，就食品安全风险评估信息和食品安全监督管理信息进行交流沟通。食品安全的保障主要由以下几部分构成。

一、预防

食品安全工作以预防为主，指各项安全保障工作要关口前移，而不是等到发生问题再查处、追责，要提前消除食品安全隐患，防患于未然。

在食品安全法中充分体现了预防为主的原则，如规定责任约谈制度。对于政府相关部门，要求食品安全监管部门及时监管，发现和消除隐患：“县级以上人民政府食品安全监督管理等部门未及时发现食品安全系统性风险，未及时消除监督管理区域内的食品安全隐患的，本级人民政府可以对其主要负责人进行责任约谈。地方人民政府未履行食品安全职责，未及时消除区域性重大食品安全隐患的，上级人民政府可以对其主要负责人进行责任约谈。被约谈的食品安全监督管理等部门、地方人民政府应当立即采取措施，对食品安全监督管理工作进行整改。”此外，按照《中华人民共和国食品安全法》的要求，我国从2010年开始组织实施国家食品安全风险监测和风险评估工作，已初步掌握了主要食品污染状况和趋势，对发现的隐患及时开展风险评估，通报相关监管部门及时制定修订相关限量标准，有效发挥了监测评估的预警作用。

对于食品生产经营者，食品安全法要求“食品生产经营过程中存在食品安全隐患，未及时采取措施消除的，县级以上人民政府食品安全监督管理部门可以对食品生产经营者的法定代表人或者主要负责人进行责任约谈。食品生产经营者应当立即采取措施，进行整改，消除隐患。责任约谈情况和整改情况应当纳入食品生产经营者食品安全信用档案”。食品安全法还要求食品生产经营者建立自查制度，规定“食品生产经营者应当建立食品安全自查制度，定期对食品安全状况进行检查评价。生产经营条件发生变化，不再符合食品安全要求的，食品生产经营者应当立即采取整改措施；有发生食品安全事故潜在风险的，应当立即停止食品生产经营活动，并向所在地县级人民政府食品安全监督管理部门报告。”

国家要求食品生产经营企业在遵守法律、法规和食品安全国家标准基础上，还鼓励和支持食品生产经营者为提高食品安全水平采用先进技术和先进管理规范，鼓励食品生产经营企业符合良好生产规范要求，实施危害分析与关键控制点体系。

二、风险管理

食品安全的风险管理是指食品安全风险监测、风险评估、风险交流、风险监督管理等与风险有关的制度与措施。我国已经逐渐建立起来一套食品安全风险管理体系。

国务院卫生行政部门依照食品安全法和国务院规定的职责，组织开展食品安全风险监测和风险评估，会同国务院食品安全监督管理部门制定并公布食品安全国家标准。

食品安全风险监测结果表明可能存在食品安全隐患的，县级以上人民政府卫生行政部门会及时将相关信息通报同级食品安全监督管理、农业行政等部门，并报告本级人民政府和上级人民政府卫生行政部门。

食品安全监督管理等部门会组织开展进一步调查。县级以上人民政府食品安全监督管理部门根据食品安全风险监测、风险评估结果和食品安全状况等，确定监督管理的重点、方式和频次，实施风险分级管理。食品安全风险监测结果表明存在食品安全隐患，食品安全监督管理等部门经进一步调查确认有必要通知相关食品生产经营者的，会通知食品生产经营者。为了强化食品生产经营风险管理，科学有效实施监管，落实食品安全监管责任，保障食品安全，原国家食品药品监督管理总局还印发了《食品生产经营风险分级管理办法》。该“办法”以风险分析为基础，结合食品生产经营者的食品类别、经营业态及生产经营规模、食品安全管理能力和监督管理记录情况，按照风险评价指标，划分食品生产经营者风险等级，并要求结合地方监管资源和监管能力，对食品生产经营者实施不同程度的监督管理。

三、全程控制

我国正逐步建立起食品生产消费的全过程风险管控和监管机制，树立起从农田到餐桌全程风险防控理念，综合运用风险监测评估、行政许可、日常监管、监督抽检等手段，加强风险交流平台建设，切实做到严防、严管、严控食品安全风险。

我国已经逐步建立起程序公开透明、多领域专家广泛参与、评审科学权威的标准研制制度以及全社会多部门深入合作的标准跟踪评价机制，涵盖国家、省、市、县四级食品污染和有害因素监测、食源性疾病监测两大监测网络，以及国家食品安全风险评估体系。截至2022年2月，我国已发布食品安全国家标准1419项，包含2万余项指标，涵盖从农田到餐桌、从生产加工到产品全链条、各环节主要的健康危害因素，保障各类人群的饮食安全。

四、社会共治

食品安全社会共治，是指调动社会各方力量，包括政府相关职能部门、有关生产经营单位、社会团体、第三方企业、教育机构、媒体乃至社会成员个人，共同参与食品安全工作，推动完善社会管理手段，形成食品安全社会共治的格局。

依法治国要求政府在法律框架内行权，政府对食品安全的监管已难以做到“无所不在”“无所不能”，需要各利益相关者和多社会主体的积极参与。食品安全法在一些具体规定上充分体现了社会共治原则，比如：食品行业协会应当加强行业自律，按照章程建立健全行业规范和奖惩机制，提供食品安全信息、技术等服务，引导和督促食品生产经营者依法生产经营，推动行业诚信建设，宣传、普及食品安全知识；消费者协会和其他消费者组织对违反食品安全法的规定，侵害消费者合法权益行为，依法进行社会监督；对查证属实的举报，应给予举报人奖励，对举报人的相关信息予以保密，保护其合法权益，对举报所在企业食品安全违法行为的内部举报人给予特别保护，明确企业不得通过解除或者变更劳动合同等方式，对举报人进行打击报复；强调监管部门应当准确、及时、客观公布食品安全信息，鼓励新闻媒体对食品安全违法行为进行舆论监督，同时规定有关食品安全的宣传报道应当客观、真实，任何单位和个人不得编造、散布虚假食品安全信息等。

社会共治是社会管理的新举措，是实现公共利益最大化的一种重要途径，也是解决食品安全监管中存在的监管力量相对不足等突出问题的有效手段。食品安全社会共治，需要政府监管责任和企业主体责任共同落实，行业自律和社会监督相互促进，形成社会各相关方良性互动、有序参与、共同监督的良好社会环境，引导食品生产经营者落实主体责任，强化道德观念，倡导诚信从业风气，促使食品安全保障由单纯依靠食品安全监管部门向多方主体主动参与，共同发挥作用的综合治理手段。

五、监督管理制度

制度可理解为在一定历史条件下形成的法令、法规、规范、规定等。我国的食品安全监督管理制度主要是由一系列的法律、法规、强制标准、规章、行政规范性文件等与食品安全有关的规范性的文件和条款构成。

1997年9月党的十五大报告提出“依法治国，建设社会主义法治国家”这一重大战略。党的十八届四中全会通过的《中共中央关于全面推进依法治国若干重大问题的决定》，对新形势下全面推进依法治国作出战略部署。2014年10月习近平总书记强调：推进国家治理体系和治理能力现代化，必须坚持依法治国，为党和国家事业发展提供根本性、全局性、长期性的制度保障。随着依法治国的部署和推进，食品安全的监督管理也逐渐走向更加规范的依法监督管理，围绕“科学、统一、权威、高效”的目标，我国不断深化食品安全监管体制改革，走过了从分散监管、综合监管到统一监管的艰难过程。食品安全监管也逐渐进入新阶段，由单一监管走向了全面治理。

要全面深入地理解我国食品安全监督管理制度，就要深入地研究食品安全相关的法律、法规、标准、规章、行政规范性文件等。

第五节　食源性疾病与食品污染

一、食源性疾病的概念

“食源性疾病”一词由传统的“食物中毒”逐渐发展而来，是对“由食物摄入引起的疾病”认识上的不断深入。世界卫生组织（WHO）将食源性疾病定义为“通过摄食进入人体内的各种致病因子引起的，通常具有感染或中毒性质的一类疾病”。《中华人民共和国食品安全法》（2021）将食源性疾病概念表述为“指食品中致病因素进入人体引起的感染性、中毒性等疾病，包括食物中毒”。食源性疾病包括三个基本要素：食物是携带和传播病原物质的媒介；导致疾病的病原物质是食物中所含有的各种致病因子；临床表现为急性、亚急性中毒或感染。

随着人们对疾病认识的深入和发展，食源性疾病的范畴也在不断扩大。它既包括传统的食物中毒，还包括经食物而感染的肠道传染病、食源性寄生虫病、人畜共患传染病、食物过敏，以及由食物中有毒、有害污染物所引起的慢性中毒性疾病。

二、引起食源性疾病的致病因子

食源性疾病致病因子可能是食品污染物也可能是食品中其他有害因素，种类多样，从性质上可分为生物性、化学性和物理性三大类。

（一）生物性致病因素

1．细菌及细菌毒素

细菌及其毒素是食源性疾病中最常见的病原物，主要包括：引起细菌性食物中毒的病原菌（如沙门菌、副溶血性弧菌、葡萄球菌、大肠埃希菌等），引起人类肠道传染病的病原菌（如志贺菌、霍乱弧菌、伤寒杆菌等），引起人畜共患传染病的病原菌（如炭疽杆菌、结核分枝杆菌等），引起食源性疾病的细菌毒素（如肉毒毒素、米酵菌酸等）。

2．真菌及真菌毒素

真菌及真菌毒素主要包括黄曲霉、展青霉、镰刀菌、赭曲霉、杂色曲霉等及其产生的毒素。

3．病毒和立克次体

病毒和立克次体可引起肠道传染病和人畜共患传染病，主要有轮状病毒、柯萨奇病毒、腺病毒、冠状病毒、诺如病毒、甲型肝炎病毒、朊病毒、贝纳柯克斯体等。

4．寄生虫

部分寄生虫可引起人畜共患寄生虫病，如旋毛虫、绦虫、蛔虫、弓形虫、阿米巴等。

5．动植物天然合成或转化的毒性成分

动植物天然合成或转化的毒性成分既包括动植物中天然存在的毒性成分，如河豚中的河豚毒素、鲜黄花菜中的秋水仙碱；也包括动植物因贮存或加工不当产生的毒性成分，如鱼体不新鲜时形成的组胺、马铃薯发芽时产生的龙葵素等。

（二）化学性致病因素

化学性致病因素主要包括农药残留、兽药残留，有毒金属、其他非金属有毒化合物等；食品加工中可能产生的有毒化学物质如*N*-亚硝基化合物、多环芳烃类化合物等；不符合食品安全要求的食品接触材料以及非法添加物等。

（三）物理性致病因素

物理性致病因素主要来源于放射性物质的开采、冶炼，或放射性核素用于生产活动和科学实验时，其废弃物不合理的排放及意外性的泄露，通过食物链的各个环节污染食品，尤其是半衰期较长的放射性核素，会引起人体各种慢性损害及远期损伤效应。

三、食源性疾病的分类

食源性疾病包括常见的食物中毒、经食物传播的传染病、食物过敏以及经食物引起的慢性中毒和远期损伤。

（一）食物中毒

食物中毒一般指摄入了含有生物性、化学性有毒有害物质的食品或把有毒有害物质当作食品摄入后出现的非传染性的急性、亚急性疾病。食物中毒不包括摄取非正常数量食品（如暴饮暴食）所致的急性胃肠炎、食源性肠道传染病和寄生虫病，也不包括食物过敏和因一次大量或长期少量多次摄入某些有毒、有害物质而引起的以慢性损害为主要特征（如慢性中毒、“三致”作用）的疾病。

食物中毒主要包括细菌性食物中毒、真菌性食物中毒、化学性食物中毒、有毒动植物性食物中毒四大类。

（二）经食物传播的传染病

经食物传播的传染病是可以通过食物进行传播，具有传染性的疾病，主要包括肠道传染病、人畜共患传染病和食源性寄生虫病，比如霍乱、细菌性和阿米巴性痢疾、伤寒和副伤寒、病毒性肝炎（甲型、戊型）、活动性肺结核、布氏姜片吸虫病、旋毛虫病等。

这类食源性疾病与典型的食物中毒相比较，一般发病具有一定潜伏期，而且具有传染性。

（三）食物过敏

食物过敏指食物中的某些组成成分，作为抗原诱导机体产生免疫应答而发生的一种变态反应性疾病，常见的致敏食品有蛋及其制品、花生及其制品、豆类及各种豆制品、鱼类及其制品等。

（四）经食物引起的慢性中毒和远期损伤

这类食源性疾病也可以称为慢性中毒。食物固有的有害成分、少量环境迁移进食品的铅、镉，农药兽药残留、富含蛋白质的肉类食品经高温烹调产生的杂环胺类化合物等有害物质引起的器官功能损伤、障碍、衰竭、激素失衡或癌变等都属于该类食源性疾病。

四、食源性疾病整体预防思路

对于具有传染性的食源性疾病的控制，关键在于切断传染病的传播链，即控制传染源、切断传播途径、保护易感人群。各种传染病的薄弱环节各不相同，在预防中应充分利用。

对于食物中毒常见的有三类：摄入含有细菌、真菌或细菌、真菌毒素的食品而引起的食物中毒；摄入因加工、烹调不当未能除去有毒成分的动植物食物而引起的中毒；食用含有化学性有毒物质的食品引起的食物中毒。在控制食物中毒方面要特别注意食物中生物毒素和化学毒素在食品中存在的可能性。

五、食品的有害成分分类

（一）食物固有成分或其经代谢产生的有害成分

食物提供给人类营养，同时，某些食品中存在的一些天然有害成分，如果加工不当容易对身体造成伤害，严重的甚至会出现生命危险。

某些食物经恰当加工后，天然有害物质降低或消失，可以正常食用。菜豆中的凝集素和胰蛋白酶抑制剂、菠菜中的草酸、蚕豆中的巢菜碱苷、新鲜黄花菜中的秋水仙碱等在食用前都需要经过恰当的加工。以新鲜黄花菜为例：新鲜黄花菜中含有一种叫秋水仙碱的化学物质，它本身并无毒性，但当它进入人体内，并在组织间被氧化后，会迅速生成二秋水仙碱，是一种剧毒的物质，引起的中毒一般在4小时内出现症状，主要是嗓子发干、心慌胸闷、头痛、腹痛、腹泻等，重者，还会出现血尿、血便、尿闭和昏迷等，因此，食用前必须经过恰当的处理（一般是高温处理和浸泡结合处理）。

某些天然成分即使经过正常加工，误食后也会导致中毒。例如，毒鹅膏菌（平常也称作死帽蕈）的毒素就非常稳定而且耐热，煮沸、晒干几乎不能将其毒素破坏，也无法去除。

（二）污染物迁移入食品

食品污染是指在各种条件下，导致外源性有毒有害物质进入食品，从而造成食品的安全性、营养性和（或）感官性状发生改变的过程。食品从种植、养殖到加工、储存、运输、销售、烹调直至食用前的整个食品供应链的各个环节，都有可能受到某些有毒有害物质的污染，导致食品卫生质量降低，对人体造成不同程度的危害。

自然条件下土壤中有害金属迁入粮食、人为喷洒农药残留、庄稼生长或贮存过程感染病菌、包装材料有害物质向食品的迁移、养殖动物的人畜共患疾病感染等都属于对食品的污染。

六、食品污染的分类

根据食品污染物性质的不同，食品污染可以分为生物性污染、化学性污染和物理性污染三大类。

（一）生物性污染

食品的生物性污染包括微生物、寄生虫和昆虫的污染，其中以微生物污染最为广泛。微生物污染主要有细菌与细菌毒素、真菌与真菌毒素以及病毒等的污染，其中以细菌、真菌及其毒素对食品的污染最常见、危害最大；寄生虫和虫卵污染主要是指病人、病畜的粪便通过水体或土壤后间接或直接污染食品；昆虫污染主要有粮食中的甲虫、螨类、蛾类以及动物性食品和某些发酵食品中的蝇、蛆等。

（二）化学性污染

食品的化学性污染物来源复杂，种类繁多，主要包括：①农药、兽药的不合理使用导致的食品药物残留；②有毒金属及其化合物污染环境带来的食品污染，如汞、镉、砷等在某些食品中含量超标；③食品加工、贮存过程中产生的有毒有害物质，如亚硝胺、多环芳烃、杂环胺类化合物等；④滥用食品添加剂造成的污染；⑤食品容器、包装材料、运输工具等接触食品时融入到食品中的有害物质，如搪瓷杯中的铅、塑料食具中的增塑剂等。

（三）物理性污染

食品的物理性污染包括食品的杂物污染，来自食品生产、加工、储藏、运输、销售过程中的污染物，如草籽、小石子、昆虫、木片、玻璃、金属碎片、灰尘等。

食品受污染后主要表现在对食品本身的作用和对食用者健康的影响两大方面：①影响食品的感官性状和营养价值，降低食品质量；②对机体产生一定毒性作用，包括急性中毒、慢性中毒以及致癌、致畸和致突变作用。

·思考与练习题·

1. 饮料和食用农产品属于食品吗？请描述餐饮业和食品的关系。
2. 餐饮食品质量的构成要素有哪些？试描述并根据自己的理解从其他角度进行描述和补充。
3. 餐饮质量和安全的影响因素有哪些？
4. 试概述我国的食品安全治理结构，讨论这个食品安全治理结构在保障食品安全方面还有哪些需要改进的地方。
5. 食源性疾病如何分类？你认为在餐饮行业应该重点防范哪些食源性疾病？

第二章 CHAPTER 2 餐饮食品质量与安全管理实施

第一节　餐饮食品质量与安全管理条件构建

一、质量与安全管理

质量与安全管理是为使产品或服务达到质量与安全要求而采取的技术措施和管理措施。食品质量与安全管理是餐饮企业标准化管理的重要构件，它要求从研发菜品的时候就将提升质量与安全当作企业的追求目标，通过全方位的管理运转整个质量与安全管理系统，以满足消费者的生理与心理需求，从而提高行业竞争力，获取经济和社会效益。

《食品经营过程卫生规范》和《餐饮服务食品安全操作规范》中都明确规定了食品从原料采购、运输到提供给顾客成品的一系列过程中都要遵循必要的规范，以保证食品的安全。为保证产品质量和安全，关键要抓好过程管理，为保证过程管理，就要抓好体系，确保它能顺利进行并且能够有效地进行纠偏。

二、餐饮食品质量与安全管理作用

（一）保证合法的经营

合法经营是指市场主体的生产经营活动符合法律、规则和准则。法律、规则和准则不仅包括那些具有法律约束力的文件，还包括诚实正直的行为准则、公平贸易、市场惯例、行业规范等。餐饮企业必须按照政府的要求开展经营活动。政府对餐饮企业的强制要求主要集中在安全要求方面，除此之外还会涉及反对浪费、反对价格或功能宣传欺诈等方面。餐饮企业开展食品的质量与安全管理既是义务，又是提高竞争力的手段。

涉及餐饮企业食品相关强制要求较多，包括《中华人民共和国食品安全法》《中华人民共和国食品安全法实施条例》《食品经营许可和备案管理办法》《中华人民共和国反食品浪费法》《食品安全国家标准 餐饮服务通用卫生规范》（GB 31654—2021）《餐饮服务食品安全操作规范》等。餐饮企业进行食品的质量和安全管理需要熟悉相关的政府强制要求，在企业的管理中贯彻相关政府强制要求。

（二）保障和提高经济效益

餐饮行业既提供食品，又提供服务，但其核心载体就是食品。餐厅的档次和风格也可为企业本身树立良好的品牌效应，从而形成适合自身企业的市场定位和经营方式。优质的食品是满足顾客心理及生理需求的基本要求。可以想象得到，一家常违法的餐厅是很难得到顾客认可的。

在鉴别菜品的时候，顾客通过嗅觉、视觉、听觉等来判断菜品的好坏和色泽搭配是否合适，香味是否具有吸引力，菜品造型是否规范。要营造良好的用餐环境，就必须让餐厅具有美、情、活、快四个特点。想要营造“美”，就要让顾客感受餐饮环境和菜品的精致美，以及服务员的言行举止得体；所谓“情”，就是要服务至上让顾客感受到人情的温暖；所谓“快”，就是在服务质量上达到恰到好处的“快”，上菜及时，沟通及时，各类服务都要及时对接；除固定的常规服务流程以外，人性化措施也是为服务增加口碑的好策略。

总之，餐饮企业进行有效的食品质量与安全管理是提高企业竞争力的重要保障，是提高企业经济效益的基本支撑，也是餐饮企业过程管理中人员管理、设施设备管理、操作管理的基础。餐饮食品质量与安全管理应该通过完善、有效的组织形式来实现。

三、餐饮食品质量与安全管理的实施

（一）设立食品质量与安全管理机构

《餐饮服务食品安全操作规范》要求：“中央厨房、集体用餐配送单位、连锁餐饮企业总部、网络餐饮服务第三方平台提供者应设立食品安全管理机构，配备专职食品安全管理人员。”通常，酒店中会设立管事部，食品安全经理编制在管事部工作，负责食品安全管理工作。在此建议，酒店应将食品安全管理和质量管理统一职能，负责餐饮的全面质量与安全管理。

食品安全与质量管理机构的职责和作用决定食品质量与安全控制所采取的措施。餐饮食品质量与安全管理机构应根据企业规模和业态设置岗位和人员数量，进行合理分工，明确岗位职责、任务、汇报关系，明确各个部门的职能、工作范围、协调机制，切实发挥作用。机构的设计直接受到企业规模的影响，企业规模越大，设置的部门可以越细、越多，以下图2-1给出一个参考框架。

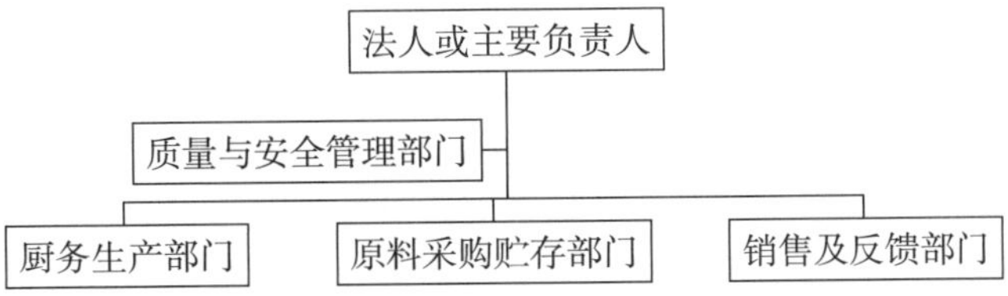

图2-1　餐饮企业食品质量与安全组织机构参考框架

（二）配备食品质量与安全管理人员

《中华人民共和国食品安全法》中明确：“食品生产经营企业的主要负责人应当落实企业食品安全管理制度，对本企业的食品安全工作全面负责。”《企业落实食品安全主体责任监督管理规定》中要求：“企业主要负责人对本企业食品安全工作全面负责，建立并落实食品安全主体责任的长效机制。”所以，在食品的安全管理方面，人员的配备首先就是企业的主要负责人。企业负责人要做到：“落实食品安全责任制，依法配备与企业规模、食品类别、风险等级、管理水平、安全状况等相适应的食品安全总监、食品安全员等食品安全管理人员，明确企业主要负责人、食品安全总监、食品安全员等的岗位职责。”鉴于在餐饮企业中也可以把食品的安全归于质量的构成要素，因此，建议餐饮服务单位建立由上及下的质量与安全统一管理组织，并配备相应的管理人员。

（1）就食品的安全管理方面，食品安全总监、食品安全员应当具备下列食品安全管理能力。

①掌握相应的食品安全法律法规、食品安全标准。

②具备识别和防控相应食品安全风险的专业知识。

③熟悉本企业食品安全相关设施设备、工艺流程、操作规程等生产经营过程控制要求。

④参加企业组织的食品安全管理人员培训（按照原国家食品药品监督管理总局2011年发布的《餐饮服务单位食品安全管理人员培训管理办法》要求餐饮安全管理人员原则上每年应接受不少于40小时的餐饮服务食品安全集中培训）并通过考核。

⑤其他应当具备的食品安全管理能力。

（2）食品安全员按照职责要求对食品安全总监或者企业主要负责人负责，从事食品安全管理具体工作，承担下列职责。

①督促落实食品生产经营过程控制要求。

②检查食品安全管理制度执行情况，管理维护食品安全生产经营过程记录材料，按照要求保存相关资料。

③对不符合食品安全标准的食品或者有证据证明可能危害人体健康的食品以及发现的食品安全风险隐患，及时采取有效措施整改并报告。

④记录和管理从业人员健康状况、卫生状况。

⑤配合有关部门调查处理食品安全事故。

⑥其他食品安全管理责任。

此外，鉴于对质量管理其他要素知识掌握的需要，在质量与安全合一进行管理的部门内相关人员还应该掌握较系统的质量管理知识。根据食品的安全和质量控制要求，企业选择和培育相关的职工。

（三）建立食品质量与安全管理制度

食品生产经营企业应当建立健全食品安全管理制度，食品生产经营企业的主要负责人应当落实企业食品安全管理制度，对本企业的食品安全工作全面负责。

餐饮企业内部的食品质量与安全管理制度可以包括以下内容：食品质量与安全负责人、食品质量与安全管理机构、食品质量与安全管理人员的工作程序；从业人员健康管理制度和培训管理制度；加工经营场所及设施设备清洁、消毒和维修保养制度；食品、食品添加剂、食品相关产品采购索证索票、进货查验和台账记录制度；关键环节操作规程；餐厨废弃物处置管理制度；食品质量与安全突发事件应急处置方案；投诉受理制度；奖惩制度；食品质量与安全排查反馈制度，餐饮服务提供者依据保证食品质量与安全的需要而规定的其他制度。

首先，相关制度应根据本企业的实际情况制定，简单明确、科学合理、切实可行，应当将食品质量与安全的目标和理念列入工作的具体执行方案中。其次，制度的落实情况需要有监督，结果要有反馈，最终形成一种应不断完善的机制。

（四）制定食品质量与安全管理计划

工作计划是一种预测未来、设立目标、决定政策、选择方案的连续程序。计划是企业的行动指南，是进行管理的基础和依据。

要制定出切实可行的食品质量与安全管理计划，既需要掌握国家的食品安全法规，懂得质量管理技术，具体分析餐饮生产原料采购、加工制作、备餐服务的过程和程序，又要熟悉生产设施、设备及人力资源等情况。只有进行细致、深入地了解和分析，才能保证食品质量与安全工作计划的科学性、稳定性、严肃性和适用性。食品质量与安全管理计划应整合进企业的战略、经营理念中。

（五）食品质量与安全管理的落实

食品质量与安全管理贯穿于餐饮服务生产经营的全过程。能落地、能实施的制度才有意义，能反馈实施结果并加以完善的制度才是有生命力的制度。有条件的餐饮服务提供者可建立独立的食品检测室，配备专门化验人员，对食品安全进行全方位的监控，或者与有资质的食品检测机构签订外包服务协议，定时对本企业食品质量与安全管理对象进行科学验证，及时纠偏，从而保证食品的质量与安全。

四、质量与安全管理基础工作

餐饮企业要开展食品质量与安全管理，保证质量与体系的有效运转，需要建立基本的秩序与准则、提供合格的人力资源和基本的技术手段，并建立畅通的信息流通环境等一系列前期性工作。这些工作都是餐饮企业食品质量管理与安全工作开展的基础，也是质量与安全管理工作取得成效、质量体系有效运转的前提和保证。这些工作一般包括企业标准化工作、计量工作、食品质量与安全教育与培训、食品质量与安全责任制和质量与安全信息工作等。

（一）企业标准化工作

标准化是指在经济、技术、科学及管理等的社会实践中，对重复性事物和概念通过制定、发布和实施标准，达到统一，以获得最佳秩序和社会效益的活动。标准化工作在食品的质量与安全管理中的重要性体现在以下几个方面。

（1）作为衡量产品质量与安全和各项指标的尺度，也是企业进行生产和经营管理工作的技术依据。

（2）从一定意义上讲，食品质量与安全的管理过程也就是标准化的过程，企业标准化的基本任务就是通过制定和贯彻标准，使企业的生产、技术、经营活动合理化，改进质量、提高效率、降低成本，以最少的投入实现企业的目标。

餐饮企业制定食品质量与安全的标准应该以市场为导向，以系统化为原则。以市场为导向即标准的评价者最终是政府和顾客；以系统为原则需要强调企业食品质量与安全标准制定中要与国家强制要求、其他内部标准、企业战略及企业的软硬件相关联。

（二）计量工作

计量工作是关于测量和保证量值统一和准确的一项重要技术基础工作。在餐饮食品的质量与安全管理中，从设计质量与安全的验证到对质量与安全的考核，每个环节都离不开计量工作，产品的每个质量与安全特征值都存在着量值统一和测试方法的问题。没有计量这个技术基础，定量甚至定性分析就没有依据，质量与安全优劣便无法判断，也就更谈不上质量与安全管理了。企业计量工作就是要在保证量值统一的条件下，利用测试技术、标准技术文件以及各种组织管理措施等，通过提供具有一定准确的各种数据信息，为企业各项工作提供计量（包括测试、化验、分析等）保证。它可以使企业的各项工作建立在可靠的客观数据基础上。

企业在开展计量工作时，必须注意着重抓好以下几个环节。

1．按照生产和设计的要求配备计量检测设备

企业在配备计量检测设备时，要根据生产设计的要求进行全面考虑，特别要重点考虑提高产品质量与安全对计量检测提出的测量准确度要求。

2．合理确定计量检测设备的标准周期，坚持定期校准制度

国际标准规定，应根据计量检测设备的稳定性、预计的用途和使用的频次，规定适当的确认周期。

3．加强计量检测设备的日常管理，建立健全管理制度

这些制度包括：计量人员岗位责任制、计量器具检定制度、量值传递制度、计量器具分级管理制度、计量室工作制度、计量器具维护保养制度、计量器具损坏赔偿制度等。

4．及时、正确处理不合格计量检测设备

计量检测设备直接影响餐饮产品质量和安全的控制工作，没有合格的计量检测设备就很难确定产品的合格程度。

5．保证质量与安全检测设备使用的环境条件

对测量结果有影响的环境因素，如温度、湿度、噪声、振动、电磁干扰、接地电阻、电源电压、灰尘、照明、清洁卫生等，应进行适当的控制。

6．健全管理机构，配备合格的计量人员

企业要设置与生产经营相适应的计算管理机构或职能人员，协同各部门开展计量工作。

（三）食品质量与安全教育与培训

食品质量与安全教育与培训主要包括质量与安全意识教育，政府强制要求的培训，质量与安全管理知识、方法培训和专业技能培训。

1．质量与安全意识教育

推行质量与安全管理首先要强化全体员工的质量与安全，使员工对质量与安全的推进有积极的态度。管理者应理解餐饮食品质量与安全对提高公司效益的重要意义，了解如何通过身体力行的领导使员工提高质量与安全意识，提高公司的效率和效益；员工应明确本职工作对食品质量与安全的影响和贡献，自己的质量与安全责任等内容。

2．政府强制要求的培训

食品安全管理人员应当掌握与其岗位相适应的食品安全法律、法规、标准和专业知识，具备食品安全管理能力。食品安全监督管理部门会对企业食品安全管理人员进行随机监督抽查考核。

3．质量与安全管理知识、方法培训

应对从事与质量与安全有关工作的所有员工，进行比较系统的质量与安全管理知识方法培训。针对最高管理层，应使其重点掌握质量与安全管理理论和原则，了解领导责任和各职能部门和岗位的责任；对食品质量与安全活动管理岗位和关键岗位的人员，应使其掌握进行质量与安全管理的基本原理和方法，以便提高质量与安全领域的工作效率；基层员工应重点掌握在本岗位开展质量与安全工作的基础知识，了解自己在组织中的责任。

4．专业技能培训

应加强对职工的技术教育与技能训练，使职工熟练掌握保证和提高产品质量与安全所必需的生产技术与操作技能，了解产品的特性、用途、工艺流程和检验办法等，从而不断提高业务能力。

要做好餐饮食品质量与安全的培训工作，需要正确识别培训需求，使质量与安全教育培训系统化、规范化；质量与安全培训应从最高管理层开始，然后逐层进行；因人制宜采取多种形式；选用或编写适合本企业的教学材料，注意针对性；重视师资的培养与配备；进行培训效果评价，注重培训的有效性；完善管理制度，注意质量与安全管理教育和培训的持久性。

（四）食品质量与安全责任制

质量与安全责任制是指企业中形成文件的一种规章制度，它是规定各个职能部门和每个岗位的员工在质量与安全工作中的职责和权限，并与考核奖惩相结合的一种质量与安全管理制度和管理手段。

质量与安全责任制的核心在于明确职责，落实责任，使员工更好地参与质量与安全工作，确保产品或服务质量与安全。最高管理者是企业产品质量与安全的第一责任者，规定部门和岗位人员的职责和权限，包括各级人员解决问题的职责和权限，是企业领导对员工的一种主要授权方式。这种授权是促进全员参与的重要手段，使员工清楚地知道自己的职责和任务，并及时了解所在层次的目标和要求。

为确保质量与安全责任制得到贯彻实施并取得应有的效果，企业在建立质量与安全责任制时应注意以下问题。

（1）质量与安全责任制的基本内容必须健全，不要陷于片面。质量与安全责任制的有关规定要具体和可操作，并防止遗漏或交叉。其基本内容至少要包括：每个部门和人员的具体职责和权限；与其他部门或岗位的工作接口以及相应的考核和评价方法。

（2）质量与安全责任制的有关规定要形成文件，形成制度。质量与安全责任制是企业中十分重要的工作，规定的内容应尽量形成文件。有了文件不仅可以作为部门和岗位人员执行各自职责的依据；通过文件的分发还能使各个部门和岗位之间相互了解；文件还有助于对职责规定的适宜性和充分性进行评审或修改。文件的名称不局限于叫质量与安全责任制，也可以是岗位职责或工作标准的汇编等。

（3）质量与安全责任制的贯彻落实离不开岗位人员能力作为保障，应有培训作支持。通过培训要使每个员工都熟悉所在岗位职责，掌握实施的技术和方法，了解个人工作的好坏对结果产生的影响及承担的责任，确保在岗人员具备职位的胜任能力。

（4）质量与安全责任制要有岗位人员的能力做保证。岗位人员履行的职责要与其具备的能力相适应。对不同岗位人员的任职资格要求从受教育的程度、接受的培训、工作技能和工作经验等方面综合考量。

（5）质量与安全责任制要与考评、奖惩等奖励措施相结合，是企业整体制度的构成要素。质量与安全责任制强调责、权、利的统一，体现每个员工所承担的责任、完成的任务以及做出的成绩，要与应有的权益相一致。

（6）质量与安全责任制的建立健全要与贯彻工作相结合，保证制度的落地并能形成纠偏机制。

（五）质量与安全信息工作

信息的重要性是毋庸置疑的，它也是后续章节谈到闭环管理的重要构成要素。企业要想获得持续发展必须将信息工作为一项重要的基础工作来抓。企业要开展食品的质量与安全管理，质量与安全信息同样重要。质量与安全信息既是企业自下而上沟通和发展的保证，又是企业开展质量与安全管理工作的重要依据，是不断改进产品质量与安全，改善各个环节工作质量与安全的最直接的原始资料。

质量与安全信息是指质量与安全活动中的各种数据、报表、资料和文件等，既包括文件、规定，也可以包括现场控制信息，既有企业内部消息，也涉及企业外部的信息。外部的信息包括相关法令、市场变化、国内外技术标准等；内部的信息包括有关质量与安全问题的各种工艺文件；生产现场的控制信息；质量与安全手册、程序和记录等。

质量与安全信息在企业质量与安全管理活动中扮演着非常重要的角色。它既为质量与安全方面的重大决策提供了依据，也为控制质量与安全管理过程提供依据，同时又为监督和考核各项活动提供依据。

要做好质量与安全信息管理，有以下几点可供参考。

1．确定各类活动对质量与安全信息的需求

企业为持续满足顾客和相关的需求，需要开展系列活动，如目标设定、策划、实施、检查、改进等。这些活动的开展对信息资源的需求又各不相同。因此，首先应识别出各个活动所需要的食品质量与安全信息差别，有针对性地提供相关信息。信息的提供应该明确相关的职责和权限。

2．收集和获取所需的数据信息

质量与安全信息可以来自内部和外部。为识别、收集相关的信息，需要明确相关的责任人，并规定其收集数据信息的方法、途径和周期。

3．信息的整理和分析

收集到的原始数据有可能是杂乱无章的，因此要把收集到的数据信息转化为能为企业所用的知识，应对它们进行整理和分析，找出其中的规律性。

4．充分利用所掌握的信息资源

企业从制定食品质量与安全方针目标开始，无论是产品实现过程，还是管理过程和支持性过程，都应充分利用经过分析的信息资源。因此，要保证各个过程在需要时能够得到相关的信息。

5．对信息应用的效果应进行评估

对使用信息后获得的效果进行评估，可以帮助企业了解信息源是否可靠，获得的信息是否全面、及时、对数据信息的分析是否准确，对信息的管理是否安全得当，信息传递是否到位，从而不断改进对信息的掌握和利用效率。

第二节　餐饮质量与安全成本管理

一、质量与安全成本概述

“向质量要效益”这个口号反映了质量和效益之间的内在联系，但在追求食品的质量与安全特性过程中就会涉及食品质量和安全与成本的平衡。首先，食品有基本的安全要求，在这方面国家相关法律法规已经做了相关规定。追求高于国家标准的安全需求和更高的质量要求，会受到消费者的欢迎，但同时也提高了餐饮运营的成本。食品的质量与安全的经济性是人们获得食品质量与安全所耗费资源价值量的度量，在质量相同的情况下，耗费资源价值量小的，其经济性就好，反之就差。

质量效益可理解为通过保证、改进和提高产品质量而获得的效益，它来源于消费者对产品的认同及其支付。反之，质量问题严重的产品会引起一系列的损失，这些损失会直接或间接地转嫁到消费者头上，这会使消费者失去对产品的信任，使产品失去市场。生产过程中的不良产品损失仅属于企业内部的质量损失范畴。因此，质量损失应该是产品在整个生命周期中，由于质量不符合规定要求，对生产者、消费者及社会所造成的全部损失之和，涉及多方面的利益。

质量成本有时也叫质量费用，是指为了确保和保证满意的质量而发生的费用及没有达到满意的质量所造成的损失。

二、质量与安全成本的构成

质量与安全成本有别于各种传统的成本的概念，是会计核算中的一个新科目。它既发生在企业内部，又发生在企业外部；既和满意的质量有关，又和不良的质量有关。质量与安全成本的构成见图2–2。

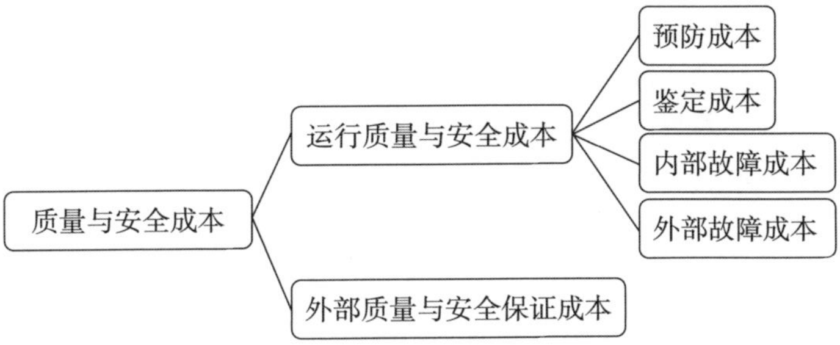

图2–2　质量与安全成本构成

（一）运行质量与安全成本

运行质量与安全成本是指企业为保证和提高产品质量和安全而支付的一切费用，以及因质量与安全原因所造成的损失费用之和。

1．预防成本

预防成本是指有关为预防不良产品或服务发生的成本。这类成本一般都发生在生产之前，而且这一类成本若发生，往往使故障成本下降。预防成本主要包括：质量工作费、质量教育培训费用、工序控制费用、质量改进措施费用、质量审核和评审费用、质量奖励费、专职质量管理人员的工资及其附加费、质量情报及信息费等。

2．鉴定成本

鉴定成本是评定产品是否满足规定质量与安全的要求所需的鉴定、试验、检验和验证方面的费用。鉴定成本主要包括：进货检验费用、工序检验费用、成品检验费用、质量审核费用、保持检验和试验设备精确性的费用、试验和检验损耗费用、存货复试复验费用、质量分级费用、检验仪器折旧费及计量工具购置费等。

3．内部故障成本

内部故障成本又称内部损失成本，是指产品在交付前由于发生品质缺陷而造成的损失，以及为处理品质缺陷所发生的费用。这类成本一般与企业的废、次品数量成正比，主要包括：废品损失费用、返修损失费用、复试复验费用、停工损失费用、处理质量缺陷费用、减产损失及产品降级损失费用等。

4．外部故障成本

外部故障成本又称外部损失成本，是指产品售出后因质量问题而产生的一切损失和费用，这种质量问题是在交付给顾客后发生的成本。外部故障成本主要包括：索赔损失、退货或退换损失、诉讼损失费、降级、降价损失等。

（二）外部质量与安全保证成本

外部质量与安全保证成本是指为提供顾客要求的客观证据所支付的费用，包括特殊的和附加的质量保证措施费用、产品质量验证费、质量评定费用等。

三、质量与安全成本管理

质量与安全成本管理包括质量与安全成本的预测、计划、分析、控制、考核等内容。

（一）质量与安全成本预测

质量与安全成本预测就是分析、研究各种影响质量与安全成本的因素对成本的依存关系，并利用相关数据，结合产品质量与安全目标的要求，对一定时期的质量与安全成本水平进行测算、分析和预计。其目的是为企业提高产品质量与安全和挖掘降低质量与安全成本的潜力指明方向，为正确编制计划期质量与安全成本计划、增产节约计划、产品质量与安全改进措施计划提供可靠的依据。

预测时要求综合考虑用户对产品质量与安全的要求、竞争对手的质量与安全水平、本企业的历史资料，以及企业关于产品质量和安全的竞争策略，采用科学的方法对质量与安全成本目标值作出预测。成本预测时要求对各成本构成的明细科目逐项进行。由于影响不同科目的方式不同，表现出的规律也不相同，所以对不同科目可采用不同的预测方法。通常采用下列两种方法。

1．经验判断法

当影响因素比较多，或者影响的规律比较复杂，难以找出哪怕是很粗糙的函数关系，这时可组织经验丰富的质量管理人员、有关的财会人员和技术人员，根据已掌握的资料，凭借自己的工作经验作预测。此外，对于长期质量成本也适宜使用经验判断法。

2. 计算分析法

如果经过对历史数据作数理统计方法的处理后，有关因素之间呈现出较强的规律性，则可以找到某些反映内在规律的数学表达式，用来预测成本。

（二）质量与安全成本计划

质量与安全成本计划是指在质量与安全成本预测的基础上，针对质量与安全和成本的依存关系，用货币形式确定生产符合产品质量与安全要求时，在质量与安全上所需的费用计划。每个推行质量与安全成本管理的部门和单位必须编制质量与安全成本计划并付诸实施，逐渐使质量与安全成本进入控制阶段。质量与安全成本计划应规定质量与安全成本目标，采取的具体措施，以及检查与考核的指标等。要求目标定量，措施有力，具有可行性。

质量与安全成本计划按时间跨度可划分为长期计划和短期计划。长期计划通常是 3 ~ 5 年的计划，短期计划通常是指年度（或季度、月度）的计划。按管理范围可划分为企业成本计划和部门成本计划。

质量与安全成本计划一经确定，就成为质量与安全成本目标值，成为质量与安全成本管理检查、分析、控制和考核的依据。编制质量与安全成本计划的目的是要力求实现质量与安全成本的最佳值。

（三）质量与安全成本分析

1. 质量与安全成本分析方法

将质量与安全成本核算后的各种质量与安全成本资料，按照质量与安全管理工作的要求进行分析比较，使之成为改进质量与安全、提高经济效益的有力工具。通过质量与安全成本分析，可以找出影响产品质量与安全的主要缺陷和质量与安全管理工作的薄弱环节，为提出质量与安全改进意见提供依据。通过质量与安全成本分析也可以找到一个最佳质量与安全点，使质量与安全总成本最低，从而实现质量与安全和经济指标的最佳结合点。质量与安全成本分析主要包括质量与安全成本总额分析、质量与安全成本构成分析、质量安全成本与企业经济指标的比较分析及故障成本分析。

（1）质量与安全成本总额分析　通过核算计划期的质量与安全成本总额，与上期质量与安全成本总额或计划目标值作比较，以分析其变化情况，从而找出变化原因和变化趋势。此项分析可以掌握企业产品质量与安全整体上的情况。

（2）质量与安全成本构成分析　质量与安全成本的不同项目之间是互相关联的，通过核算内部故障成本、外部故障成本、鉴定成本和预防成本分别占运行质量与安全成本的比率，以及分别计算运行质量与安全成本和外部质量与安全保证成本各占质量与安全成本总额的比率，来分析企业运行质量与安全成本的项目构成是否合理，可以寻求比较合理的质量与安全成本水平。

（3）质量安全成本与企业经济指标的比较分析　即计算各项质量与安全成本与企业的整体经济指标，如相对于企业销售收入、产值、利润等指标的比率，有利于分析和评价质量与安全管理水平。例如，故障成本总额与销售收入总额的比率可称为百元销售收入故障成本率，它反映了因产品质量与安全而造成的经济损失对企业销售收入的影响程度；再如，外部故障成本与销售收入总额的比率，称为百元销售收入外部故障成本率，它反映了企业为消费者或用户服务的费用支出水平，也反映因质量与安全问题给消费者或用户造成的经济损失。

（4）故障成本分析　由于预防成本、鉴定成本和外部质量与安全保证成本的计划性较强，而故障成本发生的偶然因素较多，所以故障成本分析是查找产品质量与安全缺陷和管理工作中薄弱环节的主要途径。可以从部门、产品种类、外部故障等角度进行分析。

质量与安全成本分析可采用定性分析和定量分析相结合的方法。定性分析可以加强企业质量与安全成本分析工作的科学性，可以提高企业员工对质量与安全工作重要性的认识，有利于提高员工的质量与安全意识，推动企业质量与安全管理工作；定量分析可以做精确的计算，求得比较确切的经济效果。

2．质量与安全成本报告

质量与安全成本报告是在质量与安全成本分析的基础上写成的书面文件，它们是企业质量与安全成本分析活动的总结性文件，供领导及有关部门决策使用。质量与安全成本报告的内容与形式视报告呈送对象而定。给高层领导的报告，要求简明扼要地说明企业质量与安全成本的总体情况、变化趋势、计划期所取得的效果，以及主要存在的问题和改进的方向。给中层部门的报告，除报告总体情况外，还应该提供专题分析报告，使他们能从中发现自己部门的主要问题和改进的重点。质量与安全成本报告应该由财务部门和质量与安全部门联合提出，以保证成本数据的正确性。

报告一般需要包括质量与安全成本发生额的汇总数据、原因分析和质量与安全改进对策三大内容，内容可以繁简各异，形式可以各种各样，按时间可采用定期报告和不定期报告两种形式，形式可采用报表式、图表式（图2-3）和陈述式等。

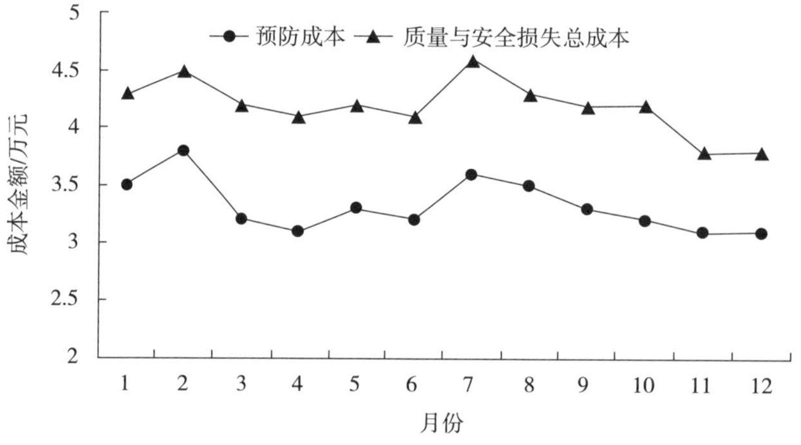

图2-3　质量与安全成本报告曲线图

（四）质量与安全成本控制

质量与安全成本控制是指在既定的技术经济条件下，对质量与安全成本的形成和发生施以必要的、积极的影响，从而实现最佳质量效益的行为。对质量与安全成本进行控制，充分反映了技术与经济相结合促进经济和社会发展这一历史发展趋势。质量与安全成本控制贯穿质量与安全形成的全过程，一般应采取以下步骤。

1．事前控制

事先确定质量与安全成本项目控制标准。按质量与安全成本计划所定的目标作为控制的依据，分解、展开到单位、班组、个人，采用限额费用控制等方法作为各单位控制的标准，以便对费用开支进行检查和评价。

2．事中控制

按生产经营全过程进行质量与安全成本控制，即按开发、设计、采购、生产、销售服务几个阶段提出质量与安全费用的要求，分别进行控制，对日常发生的费用对照计划进行检查对比，以便发现问题和采取措施，这是监督控制质量与安全成本目标的重点和有效的控制手段。

3．事后控制

查明实际质量与安全成本偏离目标值的问题和原因，在此基础上提出切实可行的措施，以便进一步为改进质量与安全、降低成本进行决策。

（五）质量与安全成本考核

对质量与安全成本责任单位和个人的质量与安全成本指标完成情况进行考察和评价，以达到鼓励和鞭策全体成员不断提高质量与安全成本管理绩效的目的，是对质量与安全成本实施闭环管理的必备环节。为了进行有效的考核，一般要建立各部门、各单位直至班组和个人的简明考核指标，并与经济责任制结合起来，制订相应的考核奖励办法，定期进行奖励，保证质量与安全成本管理的实施。

1．考核方法

考核质量与安全成本可以单独考核，也可以捆绑考核（即将质量与安全成本融入成本考核）。

（1）单独考核　即将各单位的质量与安全成本进行单独的归集、核算，并将其作为一项单独指标来考核的办法。

（2）捆绑考核　即将质量与安全成本纳入生产成本中或考核利润时体现在产品价格中。这种思路源于这样的认识。质量与安全成本也是成本，只要能够较准确地计量它，则可将其视为各工序的一个成本项目，融入其总成本中。对公司来说，要求的是总成本最低，不管它某一项成本的高低波动。

单独考核能防止“质量与安全成本”融于生产总成本的“大锅”之中。之所以把总成本当成个“大锅”，是由于降低总成本有各种途径，对这个“总成本”到底还有多大潜力心里没底，其考核难度主要是如何控制质量与安全成本与利润（或成本）考核力度的比值，而捆绑考核的优缺点正好与单独考核相反。

2．质量与安全成本指标考核体系的建立

建立科学完善的质量与安全成本指标考核体系，是企业质量与安全成本管理的基础。企业建立质量与安全成本指标考核体系应坚持以下原则。

（1）系统性原则　质量与安全成本考核系统是质量与安全管理中的一个子系统，而质量与安全管理系统又是企业管理系统中的一个子系统。质量与安全成本考核指标与其他经济指标是相互联系、相互制约的关系。分析子系统的状态，能促使企业不断降低质量与安全成本。

（2）有效性原则　有效性是指所设立的指标体系要有可比性、实用性和简明性。

（3）科学性原则　企业质量与安全成本考核对改进和提高产品质量与安全，降低消耗，提高企业经济效益具有重要的实际意义。

为了对质量与安全成本实行控制和考核，企业应建立质量与安全成本责任制，即在将质量与安全成本指标分解落实到各有关部门和个人时，应明确他们的责、权、利，形成统一领导、部门归口、分级管理的质量与安全成本管理系统。

四、质量与安全成本优化

质量与安全成本优化是指在保证产品质量与安全满足用户的前提下，寻求质量与安全成本总额最小。质量与安全成本优化就是要确定质量与安全成本各项主要费用的合理比例，以便使质量与安全总成本达到最低。

从总成本来看，随着质量与安全要求水平的提高，总成本先降再升，而预防成本和鉴定成本逐渐提高，同时内部故障成本和外部故障成本会下降（图2-4）。

成本优化的目的是找到最佳成本和质量与安全结合点（实际操作中可以是允许一定波动的范围），也就是最低的质量与安全成本。据此，确定是提高质量与安全的预防性（含内部质量与安全鉴定）成本投入还是消减质量与安全的预防性（含内部质量与安全鉴定）成本投入，从而实现质量与安全总成本的优化。

在进行质量与安全成本优化时，也可以将质量与安全总成本曲线在A点附近进行区域划分，依次划分为I区、II区、III区，各区分别对应着质量与安全成本的不同比例（图2-5）。

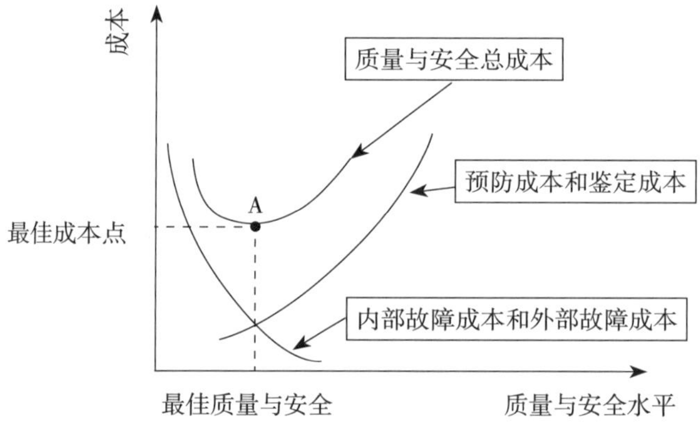

图2-4　质量与安全特征曲线分析

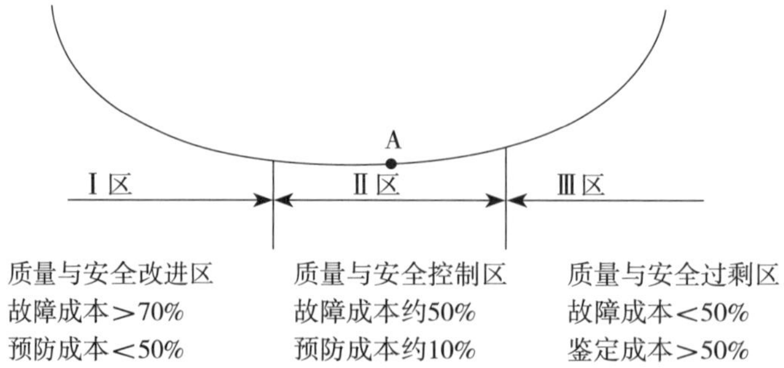

图2-5　质量与安全成本曲线区域划分示意图

（1）Ⅰ区是质量与安全损失成本较大的区域　一般来说，内外部损失成本占质量与安全总成本大于70%，而预防成本不足50%的属于这个区域。这时，损失成本是影响达到最佳质量与安全成本的主要因素。因此，质量与安全管理工作的重点应放在加强质量与安全预防措施，加强质量与安全检验，以提高质量与安全水平，降低内外部损失成本，这个区域称为质量与安全改进区。

（2）Ⅱ区是质量与安全成本处于最佳水平的区域　这时故障成本约占总成本的50%，而预防成本占总成本约10%。在最佳值附近，质量与安全成本总额处于理想状态，这时质量工作的重点是维持和控制在现有的水平上，使总成本处于最低点A附近的区域，这个区域称为质量与安全控制区。

（3）Ⅲ区是鉴定成本较大的区域　鉴定成本成为影响质量与安全总成本的主要因素。这时质量与安全管理的重点在于分析现有的标准，降低质量与安全标准中过严的部分，减少检验程序和提高检验工作效率，使质量与安全总成本趋于最低点A，这个区域称为质量与安全过剩区。

质量与安全成本优化是指在保证产品质量与安全、满足消费者或用户的前提下，寻求质量与安全成本总额最小。通过确定质量与安全成本各项主要费用的合理规划，可使质量与安全总成本达到最低值。由于质量与安全成本构成的复杂性，对大多数企业来说很难找到最佳质量与安全成本曲线，比较实用的优化方法是基于质量与安全管理理论和经验的综合使用。

第三节　餐饮质量与安全管理系统的闭环

一、管理的相对封闭

现代管理活动的对象，一方面是独立性很强的组织系统，内部相对稳定的结构和构成要素形成内部的运动环流；另一方面又和外部环境有着广泛、经常的交换和联系，与外界环境存在物质、能量、信息的交换，就系统运动看，相应地具有内部封闭性和对外的开放性。

现代管理必须在对外开放的前提下，对内采取相对封闭性的管理，使得内部各个部分、环节，首尾相连、有序衔接，形成环路，从而构成一个完整无缺、有进有出的过程环流，使各部分连为一体，相互促进，以完成整体目标。

开放性的社会组织系统，一方面在内部管理活动中形成封闭循环，另一方面它又作为更大系统的一个子系统而加入更大的循环，从而具有开放性。从根本上说，内部封闭小循环，最终是为了子系统更好地融入大循环之中。环境的不断变化，将导致组织系统内部封闭的某种变化。

（一）管理总体过程的封闭性

从整个管理组织运行过程看，实际上也是一种管理封闭。管理的封闭性实质上是管理活动相互制约、相互促进的过程机制。管理活动本身就是一种客观上陈陈相因、环环相扣的循环过程和各因素、各环节相互作用、相互制约机制的统一。从拟定计划、执行，到反馈、修正计划，这一过程使组织产生绩效，同时又改变着组织的状况，在这同时，环境在变化，于是又须做新的计划或决策，开始新的循环。这就是管理组织的输出功能必须延续的过程封闭回路。要使既定计划得以准确无误地执行，必须建立监督、反馈部门来促进、约束执行部门，而且指挥决策中心一旦通过结果反馈，发现执行偏差或外部环境变化剧烈，就可以通过下达控制、纠正、调整指令来予以消除。这些则构成了各环节相互制约的过程机制。

将现代管理活动过程各环节以及相应的机构抽象为一个共同的流程图，它必须形成一个封闭回路（图2–6）。

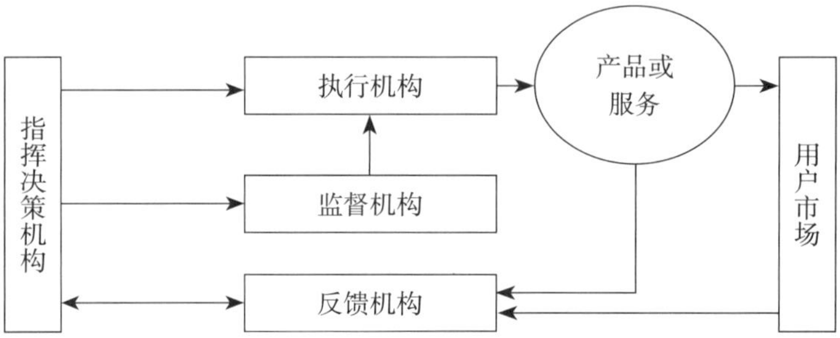

图2–6　管理封闭回路模式图

这个模式说明，管理活动的起点是由指挥决策机构向执行机构、监督机构和反馈机构同时发出指令；然后执行机构在监督机构的督促下实施；实施结果输入反馈机构，由反馈机构处理后反馈给指挥决策机构；最后，指挥决策机构在反馈信息基础上发出新的指令，如此不断循环下去。

作为管理手段的机构来说，执行机构必须准确无误地贯彻指挥决策机构的指令，为了保证这一点，应由监督机构进行执行情况的监督。为了检查输出的情况，还要有反馈机构。反馈机构既收集内部产品或服务是否严格执行既定决策，又要收集用户市场反馈的信息，将内部和外部的信息进行整理分析，汇报给指挥决策机构。指挥决策机构根据执行实践的反馈信息及时提出修正决策的正确意见。

（二）管理制度的封闭性

管理的封闭性，离不开一系列管理制度的确定和实施。管理制度必须构成封闭，才能真正有效。不仅要有一个尽可能全面的执行制度，而且应有对执行的监督制度，还必须有反馈制度，它包括执行过程中产生矛盾的裁决制度，对执行发生错误的处理制度等。管理制度不封闭，等于没有制度，若有空子可钻，有错也不能真正执行。只有构成一个封闭的制度网，才能疏而不漏。建立岗位责任制是一个管理制度，如果不监督执行，执行与不执行无人过问，执行的好坏没有赏罚，这个制度就不封闭。

（三）管理信息系统的封闭性

现代管理活动离不开信息，事实上在上述“管理过程的封闭性”中就显示出了信息的流向。一方面，管理过程，必须有相应的信息流为前提，信息伴随着管理活动的整个流程；另一方面，现代管理活动已经独立分化出专门的管理信息系统，甚至专设首席信息官。所以，内部信息流必须构成封闭，这是一切管理活动封闭的前提和保证（图2–7）。

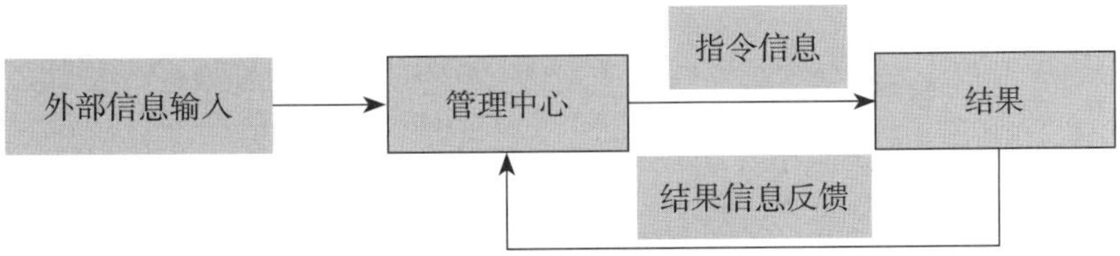

图2-7　管理过程的信息流

二、餐饮食品闭环质量与安全管理原则

管理封闭原理是现代管理的基本原理，指任何一个系统内的管理手段必须构成一个连续封闭的回路，才能形成有效的管理活动。餐饮企业闭环质量与安全管理是管理闭环的客观实践，它将原料、成本、销售、设施设备、人事等可能影响食品安全的因素纳入子系统组织成一个企业的闭环整体系统，使子系统和整体系统的管理形成一个平衡的关系，在客观环境中进行准确无误的信息统计并作出相应的调整，涉及决策—执行—反馈—再决策—再执行—再反馈的无限循环，从中不断超越，使企业的质量与安全工作实现可持续性的发展。

在餐饮食品的质量与安全闭环管理中同样也遵循一些原则：局部服从全局，以整体大方针确保企业运营目标的整体实现；通过设计和工艺上的改进和控制提高菜品的质量与安全，建立质量与安全控制体系；在合适的范围内降低人力、物力，避免多余的开销，从而提高企业盈利；推行工艺标准化的工作；企业内部所有部门都归纳到管理闭环范围内，不遗漏任何一个缺口；明确职责，每个部门都有各自的职能和标准，有自己的时效性，遇到的问题和得到的结果要事无巨细的进行记录，方便信息反馈。按照闭环的方式寻找事故发生的原因，确保封闭管理的有效性，杜绝同一性质的事故再次发生，做到每一次循环都是一次进步；严格考核，闭环管理与工资薪酬进行挂钩，在经济责任的基础上进行奖惩兑现。

三、餐饮食品质量与安全闭环管理的系统构成

餐饮食品质量与安全保障系统需要具备明确的目标、决策、质量控制、质量评价与反馈，最后是质量与安全的闭环改进与提高。为了更好地保证餐饮食品质量与安全，该系统可依据管理过程的封闭性进行设计。

具体到某餐饮企业怎么构建食品质量与安全的闭环管理系统，受到餐饮企业的规模、业态和经营项目等因素的影响，既可根据物质流进行设计，也可以根据信息流进行设计。

餐饮企业食品质量与安全的闭环管理可以分为三部分（不限于这种分法）：第一部分，原料质量与安全的闭环管理子系统。第二部分，生产环境的闭环管理子系统。第三部分，销售过程中的闭环管理子系统。餐饮企业根据国家相关法规要求及经营目标，制定质量与安全控制方针及目标，然后将目标进行分解。质量与安全目标的分解可以根据以上三部分分成原料目标、生产环境目标（食品的生产环境包括人）和销售环境目标。每个目标的实现都涉及指挥决策、执行和监督及反馈三个环节，即决策—执行—反馈—再决策—再执行—再反馈的循环，以此实现企业总体目标。无论是管理活动还是业务活动，都必须聚合成整体活动并复归于整体目标的实现（图2-8）。

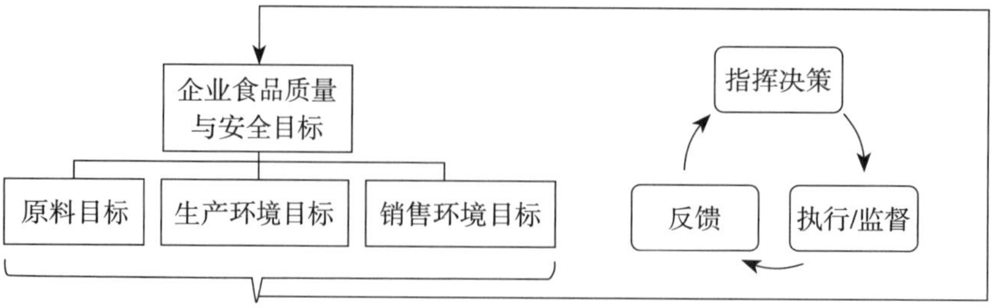

图2-8 餐饮食品质量与安全系统闭环参考模型

· 思考与练习题 ·

1. 餐饮企业为什么要进行食品质量与安全的管理？
2. 餐饮企业进行食品质量与安全管理要做哪些准备工作？
3. 描述餐饮质量与安全管理和企业运营成本的关系。
4. 企业的闭环管理思想如何应用在餐饮食品质量与安全管理中？

第三章 CHAPTER 3 餐饮环境和人员卫生管理

第一节 建筑设计及设施设备管理

交叉污染指食品、从业人员、工具、容器、设备、设施、环境之间生物性或化学性污染物的相互转移、扩散的过程。在餐饮食品生产经营中，除原料本身问题外，常见的影响食品安全的因素就是交叉污染。

对抗交叉污染常用两种手段：分离和分隔。分离指通过在物品、设施、区域之间留有一定空间，而非通过设置物理阻断的方式进行隔离；分隔指通过设置物理阻断如墙壁、屏障、遮罩等方式进行隔离。在餐饮的建筑设计及设施设备管理中应充分贯彻这个原则。

一、选址

餐饮服务生产经营场所应选择与经营的餐食相适应的场所，保持该场所环境清洁，不得选择易受到污染的区域。应距离粪坑、污水池、暴露垃圾场（站）、旱厕等污染源25米以上，并位于粉尘、有害气体、放射性物质和其他扩散性污染源的影响范围外。

餐饮服务提供者的选址，一要考虑经营问题，二要考虑食品安全控制因素和周边环境污染两方面问题，二者不能割裂。污染方向要把物理污染源、化学污染源和生物污染源均考虑在内。

二、设计与布局

（1）食品处理区应设置在室内，并采取有效措施，防止食品在存放和加工制作过程中受到污染。

（2）按照原料进入、原料加工制作、半成品加工制作、成品供应的流程合理布局。

（3）分开设置原料通道及入口、成品通道及出口、使用后餐饮具的回收通道及入口。无法分设时，应在不同时段分别运送原料、成品、使用后的餐饮具，或者使用无污染的方式覆盖运送成品。

（4）设置独立隔间、区域或设施，存放清洁工具。专用于清洗清洁工具的区域或设施，其位置不会污染食品，并有明显的区分标识。

（5）食品处理区加工制作食品时，如使用燃煤或木炭等固体燃料，炉灶应为隔墙烧火的外扒灰式。

（6）饲养和宰杀畜禽等动物的区域，应位于餐饮服务场所外，并与餐饮服务场所保持适当距离。

（7）食品处理区的设计应该有利于生产效率的提高和监督控制的方便，有条件的可以采取视频技术或透视明档的方式对餐饮食品加工过程进行公示，从而将餐饮经营单位食品加工的关键环节亮出来接受社会监督。

三、建筑结构

建筑结构应采用适当的耐用材料建造，坚固耐用，易于维修，易于清洁或消毒，地面、墙面、门窗、天花板等建筑围护结构的设置应能避免有害生物侵入和栖息，做到既符合消防要求，又有利于减少食品污染。

需经常冲洗的场所（包括粗加工制作、切配、烹饪和餐用具清洗消毒等场所，下同），应铺设1.5米以上、浅色、不吸水、易清洗的墙裙。各类专间的墙裙应铺设到墙顶。专间内外运送食品的窗口应专用、可开闭，大小以可通过运送食品的容器为准。清洁操作区不得设置明沟，地漏应能防止废弃物流入及浊气逸出。

四、设施设备

餐饮服务提供者的设备和设施应当符合以下条件：与生产经营的食品品种、数量相适应；能够满足相应食品生产经营对于消毒、更衣、盥洗、采光、照明、通风、防腐、防尘、防蝇、防鼠、防虫、洗涤以及处理废水、存放垃圾和废弃物的需要。

（一）供排水设施

食品加工制作用水的管道系统应引自生活饮用水主管道，与非饮用水（如冷却水、污水或废水等）的管道系统完全分离，不得有逆流或相互交接现象。供水设施中使用的涉及饮用水卫生安全产品应符合国家相关规定。

排水设施应通畅，便于清洁、维护。需经常冲洗的场所和排水沟要有一定的排水坡度；排水沟内不得设置其他管路，侧面和底面接合处宜有一定弧度，并设有可拆卸的装置；排水的流向宜由高清洁操作区流向低清洁操作区，并能防止污水逆流；排水沟出口设计要防止有害生物侵入的装置；排污管道与食品处理区排水管道分设，且设置有防臭气水封。排污口位于餐饮服务场所外。

（二）清洗消毒保洁设施

清洗、消毒、保洁设施设备应放置在专用区域，容量和数量应能满足加工制作和供餐需要；食品加工用具的清洗水池应与食品原料、清洁用具的清洗水池分开。采用化学消毒方法的，应设置接触直接入口食品的工用具的专用消毒水池；各类水池应使用不透水材料（如不锈钢、陶瓷等）制成，不易积垢，易于清洁，并以明显标识标明其用途；应设置存放消毒后餐用具的专用保洁设施，标识明显，易于清洁。这里要特别强调，消毒设施和设备的使用一定要按照说明进行，尽量做到设备设施专用，比如，不能将消毒柜当作碗筷烘干设备而达不到消毒作用。

（三）个人卫生设施和卫生间

食品处理区应设置足够数量的洗手设施，建议就餐区设置洗手设施；水龙头宜采用脚踏式、肘动式、感应式等非手触动式开关；洗手设施附近配备洗手液（皂）、消毒液、擦手纸、干手器等；从业人员专用洗手设施附近应有洗手方法标识；洗手设施的排水设有防止逆流、有害生物侵入及臭味产生的装置。

卫生间不得设置在食品处理区内；卫生间出入口不应直接对食品处理区，不宜直对就餐区。卫生间与外界直接相通的门能自动关闭。

（四）通风排烟设施

通风排烟设施应该使空气保持流通；配备防止有害生物侵入的网罩等；具有防止凝结水污染食品的措施。

（五）消防及电力设施

消防符合国家相关要求；电力出入餐饮服务场所部位具有防止有害生物侵入的措施；照明设施需要必要的防护，防止破损污染食品。

（六）库房及冷冻（藏）设施

冷冻柜、冷藏柜有明显的区分标识。冷冻柜、冷藏柜（库）设有可正确显示内部温度的温度计，宜设置外显式温度计；房应设有通风、防潮及防止有害生物侵入的装置；同一库房内贮存不同类别食品和非食品（如食品包装材料等），应分设存放区域，不同区域有明显的区分标识；库房内应设置足够数量的存放架，其结构及位置能使贮存的食品和物品离墙离地，距离地面应在10厘米以上，距离墙壁宜在10厘米以上；应设专柜（位）贮存食品添加剂，标注“食品添加剂”字样，并与食品、食品相关产品等分开存放。

（七）食品容器及加工制作设备设施

不得将加工制作食品的设施、设备、容器、工具用于与加工制作食品无关的用途；设备的摆放位置，应便于操作、清洁、维护和减少交叉污染；固定安装的设备设施应安装牢固，与地面、墙壁无缝隙，或保留足够的清洁、维护空间；设备、容器和工具与食品的接触面应平滑、无凹陷或裂缝，内部角落部位避免有尖角，便于清洁，防止聚积食品碎屑、污垢等；用于盛放和加工原料、半成品、成品的容器、工具和设备应能明显区分，分开放置和使用，交叉污染。

（八）废弃物存放容器与设施

食品处理区内可能产生废弃物的区域，应设置废弃物存放容器；废弃物存放容器与食品加工制作容器应有明显的区分标识；废弃物存放容器应配有盖子，防止有害生物侵入、不良气味或污水溢出，防止污染食品、水源、地面、食品接触面（包括接触食品的工作台面、工具、容器、包装材料等）。废弃物存放容器的内壁光滑，易于清洁；在餐饮服务场所外适宜地点，最好也设置结构密闭的废弃物临时集中存放设施。

第二节　人员管理

一、员工学习与培训

企业会根据自己的生产和服务特点积累一定的知识，同时也需要对相关知识和技能进行更新。员工的学习能力和学习效率是构成企业核心竞争能力的重要部分。企业应该有一套完整地促进员工进行学习的机制。员工在企业的成长除个人自学和师傅带徒弟等学习形式外，还可以通过系统培训进行学习。

餐饮服务提供者应有效地组织食品质量与安全管理人员进行培训，实现食品质量与安全知识在企业中的全覆盖。员工的培训需要有系统、有计划、有针对性和抓实效，避免陷于形式。

（一）系统性

企业员工培训是企业战略的一部分，是一项系统性的工作，包括明确员工培训的目的、确定培训原则、分析企业知识需求、制订培训计划、计划实施、监督控制、培训评价等一系列工作。每一项工作都是整体的一部分，不能孤立的来看待。建立企业的学习型组织，也离不开良好的、持久的学习氛围，这些都需要企业培训具备很好的系统性来保证。

（二）计划性

企业内部培训的目的是促使各项食品质量与安全制度得到落实，餐饮企业可根据自身的特点，抓住影响企业食品质量与安全的关键环节，更加有针对性地制定培训计划。计划可包括培训内容、培训时间安排、制定食品安全日检表、规定检查项目、检查时间、检查频率、检查标准和发现问题后应采取的应对措施；日常采取的防范措施和检查及处理结果的记录；建立培训档案；考试制度和继续培训等。

（三）针对性

培训的针对性是指在培训中培训的对象、内容、方式和考核都需要结合实际情况确定。

培训对象一般应包括餐饮服务提供者各部门负责人和从业人员（包括新参加和临时参加工作的人员），培训包括岗前培训和在职培训，其中岗前培训是初始上岗的基本条件，而在职培训则属于继续教育的范畴，目的是强化补充新的食品安全知识，掌握新的加工形式和食品安全要求。

培训内容一般可以包括质量控制基本理论、个人卫生，可能会污染食品的不良行为、手的清洗消毒、正确的工作着装、必须报告的情况、食品加工规范操作，采购食品的验收、食品的贮存要求等。

（四）培训方式

餐饮企业中一般适合多讲怎么做，少讲理论；可以依照采购、运输、查验、贮存、加工制作、供餐、用餐与配送、清洗与消毒、废弃物处置等环节划细培训内容；学做结合，以做为主；深入浅出，培养自觉。

（五）考核方式及处理

对从业人员进行培训的目的是强化食品质量与安全意识、规范加工操作行为。因此，对培训结果的考评，应重点考察操作人在日常工作中的加工操作行为是否符合规范要求，对其食品质量与安全知识掌握程度的考评次之，还应结合培训的对象、内容和形式确定恰当的考核方式，明确考核不合格的处理方法。通过对考评结果的评价和辨析，及时调整培训计划，并对考核不合格的员工实行继续培训、调离与食品生产经营直接接触的岗位或劝退处理。

二、从业人员日常健康管理

从业人员直接接触食品，其健康和卫生直接影响食品的安全。从业人员在加工、贮存、运输、烹调、销售直到食用前的各个环节中，都可能使有害物质进入动植物体内或直接进入食物，造成食品污染。从业人员有可能通过身体疾病污染、化妆品污染、首饰污染、伤口污染、人为不当操作等方式污染食品。

（一）从业基本要求

《中华人民共和国食品安全法》中提到："食品生产经营者应当建立并执行从业人员健康管理制度。患有国务院卫生行政部门规定的有碍食品安全疾病的人员，不得从事接触直接入口食品的工作。"

凡是接触直接入口食品工作的从业人员包括新参加工作的人员，必须取得健康合格证明后方可上岗。食品安全管理人员和餐饮服务提供者负责人要对从业人员健康状况进行监督和检查。连续从事食品加工和服务的人员每年必须进行健康检查。

餐饮服务单位应每天进行晨检工作，详细填写从业人员晨检登记表，如有发热、腹泻、皮肤伤口或感染、咽部炎症等有碍食品安全病症的，应立即调离工作岗位，待查明原因、排除有碍食品安全的病症或治愈后，方可重新上岗。

（二）员工健康档案

企业相关部门负责保管员工健康证明，并建立员工健康档案，记录员工个人信息、从事的岗位、健康证明办理的年限、最近一次体检时间、到期日期等信息，每天上岗前填写从业人员健康状况检查记录。

三、从业人员个人卫生管理

餐饮服务从业人员每天都与饭菜、酒水、餐具、设备、用具接触，直接关系着食品的卫生与安全，因此，要养成优良的个人卫生习惯。

（一）基本要求

上岗前应首先自检，如有发热、腹泻、皮肤伤口或感染、咽部炎症等有碍食品安全病症的，需要主动报告。

穿戴清洁的工作衣、帽（专间操作人员还应戴手套、口罩），头发不外露，不涂指甲油，不佩戴饰物；应勤洗手、勤剪指甲、勤理发、勤换洗工作衣帽；个人衣物及私人物品不得带入食品处理区；工作前、处理食品原料后或接触直接入口食品之前应按规范清洗、消毒双手；要严格遵守操作规程，不面对食品打喷嚏、咳嗽及做其他影响食品安全的行为；不直接抓取直接入口食品或用加工工具直接尝味；不在食品处理区内吸烟、吃东西、随地吐痰。

（二）专间人员要求

食品厨房专间应做到专人负责、专室制作、工具专用、洗手消毒专用和冷藏专用。由于厨房专间制作的食品为直接入口食品，极易受到污染，因此加强厨房专间的卫生管理极为重要。

厨房专间食品应当由专人加工制作，非厨房专间工作人员不得擅自进入厨房专间，厨房专间内禁止存放与厨房专间无关的一切物品。个人衣物及私人物品不得带入食品处理区。厨房专间操作人员应在预进间二次更衣，穿戴洁净的衣、帽、口罩，严格执行规范操作。触摸未经清洗消毒的食品外包装袋等食用品、工用具后，必须严格洗手、消毒，或更换清洁手套后，方能接触成品，避免交叉污染。

厨房专间操作人员进入厨房专间前应更换洁净的工作衣帽，工作时应戴口罩，头发应梳理整齐并置于帽内，严禁将工作衣帽穿出厨房专间。

操作前还必须先用消毒水揩洗台面、砧板、刀具、容器、抹布等。厨房专间操作人员在操作时应适时的消毒双手，每次操作前应再次消毒双手。操作人员在操作过程中，应经常注意刀、砧板、抹布和手的清洗消毒。加工一段时间或做好一种食物后，应刮去砧板上的污物，并将抹布在消毒液中清洗消毒后再继续加工切配。

厨房专间操作人员应在操作工作结束后，清洗干净刀、砧板，并把砧板竖起，两面通风，防止发霉，还应洗净烘干抹布，其他工具洗净擦干后放在食品橱柜或抽屉内。并清理厨房专间卫生，做到工作台无油渍、污渍，地面卫生清洁。

工作服（包括衣、帽、口罩）应以浅色为宜，勤洗勤换。接触直接入口食品的操作人员的工作服应每天更换。厨房专间工作服宜从颜色或式样上予以区分。作业人员在进入食品作业区前重新更换工作服，经处理后，才能进入食品作业区域。离开作业区时如上卫生间等要脱掉工作服。

（三）关于佩戴口罩和手套的要求

原则上接触直接入口食品的从业人员，建议都佩戴清洁的口罩。专间的从业人员必须佩戴清洁的口罩。

在专用操作区进行现榨果蔬汁加工制作、果蔬拼盘加工制作、植物性冷食类食品（不含非发酵豆制品）加工制作，对预包装食品进行拆封、装盘、调味等简单加工制作后即供应的，调制供消费者直接食用的调味料、备餐和专用操作区内从事其他加工制作的从业人员，都需要佩戴清洁的口罩。

手套应清洁、无破损，符合食品安全要求，存放在清洁卫生的位置，避免受到污染，佩戴手套前应对手部进行清洗消毒，使用过程中，应定时更换，加工制作不同存在形式的食品前、清理环境卫生、接触化学物品或不洁物品（落地的食品、受到污染的工具容器和设备、餐厨废弃物、钱币、手机等）后或咳嗽、打喷嚏及擤鼻涕后需要重新洗手消毒后更换手套。

（四）培养职业素养

优秀的职业素养是个人内在品质。餐饮人要增强职业道德观念，培养为消费者提供优质服务的情怀，自觉抵制以下不良行为：在食品处理区吃东西、吸烟、挖鼻孔、掏耳朵、剔牙、对着食品打喷嚏或大声说话、直接用手拿食物试味、将尝过的饭菜再倒回锅里、掉到地上的筷子直接放回餐桌等。餐饮人一定要将三个词深深印在脑海：“交叉污染”“分离”和“分隔”。

·思考与练习题·

1. 餐饮企业在环境管理方面需要注意哪些事项？
2. 简述后厨工作人员着装及个人卫生要求。

第四章 CHAPTER 4 餐饮岗位职责与流程管理

第一节　餐饮制售流程与岗位要求

餐饮服务包括原料采购与收货、运输和贮存、初加工、切配、烹调、凉菜配制、点心加工、餐饮具清洗、消毒、保洁等一系列过程。餐饮服务提供者在食品生产过程中应当加强对原料、生产关键环节、检验、运输及交付的控制。要保证食品质量与安全，就必须对食品生产全过程进行控制，保证所生产的食品符合食品既定标准。

一、餐饮制售基本要求

餐饮食品制售环节除要求符合企业自身规章制度外，必须符合国家的强制要求。本节在介绍餐饮制售流程过程中，同时介绍餐饮制售流程中的强制要求。强制要求主要涉及：《食品安全国家标准 餐饮服务通用卫生规范》（GB 31654—2021）、《餐饮服务食品安全操作规范》（国家市场监督管理总局2018年修订发布）、《餐饮服务食品安全监督检查操作指南》（国家市场监督管理总局2019年发布）等。

餐饮食品的加工制作需要根据《食品经营许可和备案管理办法》办理食品经营许可证，办理食品经营许可证对餐饮提出了基本的要求。

（1）加工制作的食品品种、数量与场所、设施、设备等条件相匹配。

（2）加工制作食品过程中，应采取分离、分割等措施，避免食品受到交叉污染。

（3）加工制作食品过程中，不得存在下列行为：①使用非食品原料加工制作食品；②在食品中添加食品添加剂以外的化学物质和其他可能危害人体健康的物质；③使用回收食品作为原料，再次加工制作食品；④使用超过保质期的食品、食品添加剂；⑤超范围、超限量使用食品添加剂；⑥使用腐败变质、油脂酸败、霉变生虫、污秽不洁、混有异物、掺假掺杂或者感官性状异常的食品、食品添加剂；⑦使用被包装材料、容器、运输工具等污染的食品、食品添加剂；⑧使用无标签的预包装食品、食品添加剂；⑨使用国家为防病等特殊需要明令禁止经营的食品（如织纹螺等）；⑩在食品中添加药品（按照传统既是食品又是中药材的物质除外）；⑪法律法规禁止的其他加工制作行为。

（4）对国家法律法规明令禁止的食品及原料，应拒绝加工制作。

在满足以上基本要求前提下，餐饮的制售第一个质量和安全控制环节的对象就是原料，然后进入相关的加工环节和消费环节的控制。下面以流程的方式重点介绍各环节的强制要求。

二、原料采购、查验与运输

（一）原料的采购

原料是指供加工制作食品所用的一切可食用或者饮用的物质。原料可包括食用农产品、半成品以及加工品，也包括食品添加剂等，在原料的安全管理中还常常把食品相关产品包含在内。原料是餐饮生产的第一关，其质量和安全直接影响到后续食品的质量和安全。

在原料采购的安全管理方面，需要企业建立健全原料控制管理制度和要求，“鼓励建立固定的供货渠道，与固定供货者签订供货协议，明确各自的食品安全责任和义务，鼓励根据每种原料的安全特性、风险高低及预期用途，确定对其供货者的管控力度”，还应该做到以下内容。

1．选择合格供应商

（1）证照齐全，具备资质　采购食品应依据国家相关规定查验供货者的许可证和食品合格证明文件，并建立合格供应商档案，确保选择的供货者应具有相关合法资质。

（2）名单管理，定期检查　鼓励建立固定的供货渠道，与固定供货者签订供货协议，明确各自的食品安全责任和义务。

特定餐饮服务提供者应建立供货者评价和退出机制，对供货者的食品安全状况等进行评价，将符合食品安全管理要求的列入供货者名录，及时更换不符合要求的供货者。鼓励其他餐饮服务提供者建立供货者评价和退出机制。特定餐饮服务提供者应自行或委托第三方机构定期对供货者食品安全状况进行现场评价。

（3）构建标准，合同管理　餐饮服务提供者长期或大量使用的原料应尽可能地建立商品采购标准和固定的供应商，应当与供应商签订包括保证食品安全、规格等内容的采购供应合同。

2．不采购违禁原料

国家禁止经营的食品原辅料含有严重危害健康的有害因素，不得采购和出售违禁食品原辅料。

（1）对人体有潜在危害或地方食品安全监管部门禁止的　包括应当检验、检疫而未检验、检疫的食品或者检验、检疫不合格的食品；各种变质、被污染或感官异常，或经营、运输卫生条件差的食品；掺杂、使假、以假充真、以次充好的食品；过期、失效、变质的食品；自然亡的黄鳝、甲鱼、乌龟、河蟹等及违法添加到食品中的非食品原料；地方食品安全监管部门禁止的食品原料。

（2）野生动物　不采购珍贵、濒危的陆生、水生野生动物和有重要生态、科学、社会价值的陆生野生动物或使用国家或者地方重点保护野生动物及其产品制作食品。

（3）药品　生产经营的食品中不得添加药品，但是可以添加按照传统既是食品又是中药材的物质。按照传统既是食品又是中药材的物质目录由国务院卫生行政部门会同国务院食品安全监督管理部门制定、公布。在采购药食同源物质时一定要查询“按照传统既是食品又是中药材的物质目录”，有使用要求的，在后期使用中一定要按要求使用。

（二）原料的查验

查验主要是符合性的检查。所谓符合性检查主要是查验是否符合国家的强制要求，是否符合企业要求的其他采购质量要求。查验主要包括材料查验和原料实物查验。

进货查验需要进行记录，应包括食品的名称、规格、数量、生产日期或者生产批号、保质期、进货日期以及供货者名称、地址、联系方式等内容。经查验后还应当索取、留存有供货方盖章（或签字）的购物凭证。购物凭证应当包括供货方名称、产品名称、产品数量、送货或购买日期等内容。进货查验记录和相关凭证的保存期限不得少于产品保质期满后6个月，没有明确保质期的，保存期限不得少于2年。《食品安全国家标准 餐饮服务通用卫生规范》和《餐饮服务食品安全操作规范》对查验的要求都作了相关要求。

1．票证

（1）从食品生产者采购食品的，查验其食品生产许可证和产品合格证明文件等；采购食品添加剂、食品相关产品的，查验其营业执照和产品合格证明文件等。

（2）从食品销售者（商场、超市、便利店等）采购食品的，查验其食品经营许可证等；采购食品添加剂、食品相关产品的，查验其营业执照等。

（3）从食用农产品个体生产者直接采购食用农产品的，查验其有效身份证明。

（4）从食用农产品生产企业和农民专业合作经济组织采购食用农产品的，查验其社会信用代码和产品合格证明文件。

（5）从集中交易市场采购食用农产品的，索取并留存市场管理部门或经营者加盖公章（或负责人签字）的购货凭证。

（6）采购畜禽肉类的，还应查验动物产品检疫合格证明；采购猪肉的，还应查验肉品品质检验合格证明。

（7）实行统一配送经营方式的，可由企业总部统一查验供货者的相关资质证明及产品合格证明文件，留存每笔购物或送货凭证。各门店能及时查询、获取相关证明文件复印件或凭证。

（8）采购食品、食品添加剂、食品相关产品的，应留存每笔购物或送货凭证。

2．温度

采购需要冷藏或冷冻运输的食品，应冷链运输。餐饮服务提供者应使用食品的中心温度计，测量食品的中心温度。查验期间，尽可能减少食品的温度变化。冷藏食品表面温度与标签标识的温度要求不得超过3℃，冷冻食品表面温度不宜高于-9℃。

3．包装

包装的主要目的是保护食品或食品接触面不受污染，应该保持完整和清洁。

4．感官

验收人员应学习常用的食品感官鉴别知识，通过食品颜色、质感、味道等初步判断食品质量。

5．规格等其他查验

对于有原料采购企业内部标准或者验收说明的，需要在收货过程中对照企业内部标准或原料验收说明，检查是否有遗漏项。

查验过程需要注意的是：许可证、营业执照应检查其单位名称、许可经营范围及有效期；产品合格证明应检查是否为该批食品、应用的标准及各项指标是否符合国家的标准要求；购物凭证应检查是否与所购食品的品种、数量相符。采购记录应当如实记录产品的名称、规格、数量、生产批号、保质期、供应单位名称及联系方式、进货日期等。

（三）原料的运输

运输过程主要考虑两方面：一方面要避免交叉污染；另一方面是有利于保持食物原料的质量和品质。

原料运输前，要对运输车辆或容器进行清洁，防止食品受到污染。运输过程中，做好防尘、防水，食品与非食品、不同类型的食品原料（动物性食品、植物性食品、水产品，下同）应分隔，食品包装完整、清洁，防止食品受到污染。不得将食品与有毒有害物品混装运输，运输食品和运输有毒有害物品的车辆不得混用。

运输食品的温度、湿度应符合相关食品安全要求，必要时配备保温、冷藏、冷冻、保鲜、保湿等设施、运输工具和容器。运输过程使食品原料符合温度、湿度等特殊要求。

三、原料贮存和发放

（一）原料的贮存

原料的贮存主要包括食品原料、半成品、成品应分隔或分离，散装食品贮存和标识要求，符合温度、湿度等特殊要求，遵循先进、先出、先用原则，及时清理变质、超期、回收食品等。

入库需要进行相关的查验，经查验合格的产品才能入库。入库需要记录所有进货品类和品种，以及与购进原材料相关产品的名称、规格、数量、生产日期、批号、保质期、进货日期、供应商名称、地址、联系方式，并保存相关凭证。进货查验记录和相关凭证的保存期限不得少于产品保质期满后 6 个月；没有明确保质期的，保存期限不得少于 2 年。其他各项记录保存期限宜为 2 年。

餐饮服务提供者除企业内部要进行运输与暂存外，委托仓储、物流配送企业贮存、运输食品的，发生在集体用餐配送企业和中央大厨房的情况较多，应当对受委托的仓储、物流配送企业的食品安全保障能力进行审查，并加强食品安全管理。贮存过程要防止交叉污染、有害生物侵害和按食品要求的储存条件存放，主要注意以下事项。

（1）分区、分架、分类、离墙、离地存放食品。食品原料、半成品、成品应分隔或者分离贮存。货架距离地面应在10厘米以上，距离墙壁宜也在10厘米以上。

（2）散装食品（食用农产品除外）贮存位置，应标明食品的名称、生产日期或者生产批号、使用期限等内容，宜使用密闭容器贮存。

（3）按照食品安全要求贮存原料。有明确的保存条件和保质期的，应按照保存条件和保质期贮存。保存条件、保质期不明确的及开封后的，应根据食品品种、加工制作方式、包装形式等针对性的确定适宜的保存条件和保存期限，并应建立严格的记录制度来保证不存放和使用超期食品或原料，防止食品腐败变质。

（4）贮存过程应符合保证食品安全所需的温度、湿度等特殊要求。及时冷冻（藏）贮存采购的冷冻（藏）食品，减少食品的温度变化。冷冻贮存食品前，宜分割食品，避免使用时反复解冻、冷冻。冷冻（藏）贮存食品时，不宜堆积、挤压食品。

（5）遵循先进、先出、先用的原则，使用食品原料、食品添加剂、食品相关产品。

（6）及时清理腐败变质等感官性状异常、超过保质期等的食品原料、食品添加剂、食品相关产品。变质、超过保质期或者回收的食品应显著标示或者单独存放在有明确标识的场所，及时采取无害化处理、销毁等措施，并按规定记录。

（二）原料的发放

原料的发放也应该按要求进行登记，遵循先进、先出、先用原则，及时清理变质、超期、回收食品等。此外，为了保障食品的质量和安全，原料的发放也需要进行基本的感官查验。

四、初（粗）加工与切配

初加工食品是指以自然食品为原料，经简单或初步加工后所得的半成品。初加工制品一般不可直接食用，食用前需进一步加工。粗加工通常指对原料进行挑拣、整理、解冻、清洗、剔除不可食用部分的过程。初加工范围比粗加工略大，比如面点制作的制坯、包馅、成形都可以划归初加工，但一般不说是粗加工。切配指将粗加工制作后的原料，经过切割、称量、拼配等加工制作成为半成品的过程。

即将进行加工的原料依然可能存在风险，加工不当也可能污染食品，因此，需要在原料的加工中注意以下事项。

（一）加工前的再次检查

加工前应认真检查食品原料，发现有超过保质期、腐败变质迹象或者其他感官性状异常的应废弃，不得加工和使用，必须单独标识、存放和记录处理。

（二）清洗及解冻

清洗水池均按用途进行醒目标记，分别标示“动物性食品”“植物性食品”“水产品”“洗手”，与其他水池能够明显区分。彻底清洗各种食品原料，尤其是可能携带有大量泥沙、致病微生物、寄生虫及寄生虫卵的果蔬类、禽肉类等食品原料，并去除不可食用部分。使用禽蛋前，应清洗禽蛋的外壳，必要时消毒外壳。

冷冻（藏）食品出库后，应及时加工制作。冷冻食品原料不宜反复解冻、冷冻。冷冻的食品原料必须完全解冻，建议采用冷藏解冻、流水解冻或微波解冻等安全方式，流水解冻时要控制流水解冻的水温和时间，记录解冻温度、时间和解冻人员以便追溯，不宜使用常温解冻法，有必要的可以对需要解冻原料进行分割加快解冻时间。尽可能降低高危易腐食品原料在常温下的存放时间，食品原料的表面温度不宜超过8℃，加工后立即使用或冷藏。

（三）切配加工过程避免交叉污染

原料的加工过程要避免交叉污染：用于食品原料、半成品、成品的工用具和容器以材质、形状或标识（如颜色、文字）进行区分，分开存放；切配好的半成品应避免受到污染，与原料分开存放，并应根据性质分类存放；所有用于盛装食品的容器均不得直接放置于地面；生熟食品的加工工具及容器应分开使用并有明显标识；加工的抹布在使用过程中应经常清洗，用后应及时洗净晾干，可将各区域使用的抹布采用不同颜色区分，分开存放、消毒备用；定期清理运出垃圾，防止苍蝇等有害生物滋生，保持加工间（区域）及周边环境清洁卫生。

五、生冷制作与热加工

（一）生冷制作

生冷食品属于直接入口食品，为防止食品受到污染，需要在清洁程度要求较高的加工制作区域（包括专间、专用操作区）内完成加工。

冷食、生食制作，裱花、中央厨房和集体用餐配送单位的分装或包装等工作需要在专间内进行。现榨果蔬汁、果蔬拼盘加工、备餐（指暂时放置、整理、分发成品的活动）等需要在专用操作区（有条件的也可以在专间内）开展。专间和专用操作区的要求可以参考《餐饮服务食品安全操作规范》及《食品安全国家标准 餐饮服务通用卫生规范》。

1．餐饮专间要求

（1）专间内温度不得高于25℃。

（2）每餐（或每次）使用专间前，应对专间空气进行消毒。消毒方法应遵循消毒设施使用说明书要求。使用紫外线灯消毒的，应在无人加工制作时开启紫外线灯30分钟以上并做好记录。

（3）由专人加工制作，非专间加工制作人员不得擅自进入专间。进入专间前，加工制作人员应更换专用的工作衣帽并佩戴口罩。加工制作人员在加工制作前应严格清洗消毒手部，加工制作过程中适时清洗消毒手部。

（4）应使用专用的工具、容器、设备，使用前使用专用清洗消毒设施进行清洗消毒并保持清洁。

（5）及时关闭专间的门和食品传递窗口。

（6）蔬菜、水果、生食的海产品等食品原料应清洗处理干净后，方可传递进专间。预包装食品和一次性餐饮具应去除外层包装并保持最小包装清洁后，方可传递进专间。

（7）在专用冷冻或冷藏设备中存放食品时，宜将食品放置在密闭容器内或使用保鲜膜等进行无污染覆盖。

（8）加工制作生食海产品，应在专间外剔除海产品的非食用部分，并将其洗净后，方可传递进专间。加工制作时，应避免海产品可食用部分受到污染。加工制作后，应将海产品放置在密闭容器内冷藏保存，或放置在食用冰中保存并用保鲜膜分隔。放置在食用冰中保存的，加工制作后至食用前的间隔时间不得超过1小时。

（9）加工制作裱花蛋糕，裱浆和经清洗消毒的新鲜水果应当天加工制作、当天使用。蛋糕坯应存放在专用冷冻或冷藏设备中。打发好的奶油应尽快使用完毕。

（10）加工制作好的成品宜当餐供应。

（11）不得在专间内从事非清洁操作区的加工制作活动。

2．餐饮专用操作区要求

（1）由专人加工制作。加工制作人员应穿戴专用的工作衣帽并佩戴口罩。加工制作人员在加工制作前应严格清洗消毒手部，加工制作过程中适时清洗消毒手部。

（2）应使用专用的工具、容器、设备，使用前进行消毒，使用后洗净并保持清洁。

（3）在专用冷冻或冷藏设备中存放食品时，宜将食品放置在密闭容器内或使用保鲜膜等进行无污染覆盖。

（4）加工制作的水果、蔬菜等，清洗干净后方可使用。

（5）加工制作好的成品应当餐供应。

（6）现调、冲泡、分装饮品可不在专用操作区内进行。

（7）不得在专用操作区内从事非专用操作区的加工制作活动。

（二）热加工

（1）烹饪食品的温度和时间应能保证食品安全。

（2）需要烧熟煮透的食品，加工制作时食品的中心温度应达到70℃以上。对特殊加工制作工艺，中心温度低于70℃的食品，餐饮服务提供者应严格控制原料质量安全状态，确保经过特殊加工制作工艺制作成品的食品安全。鼓励餐饮服务提供者在售卖时按照本规范相关要求进行消费提示。

（3）盛放调味料的容器应保持清洁，使用后加盖存放，宜在预包装调味料标签上标注生产日期、保质期及开封日期等内容。

（4）宜采用有效的设备或方法，避免或减少食品在烹饪过程中产生有害物质。

六、供餐与用餐

餐饮服务提供的食品大多数是现场制作，现场消费，部分可能经过贮藏或来自预制菜。可以说，餐饮食品从此即为直接入口食品，一旦被污染就容易造成安全事故，在供餐用餐中应遵守以下要求。

（1）来自贮存的菜品一定要符合贮存条件，感官性状未发生变化并按要求加热。在烹饪后至食用前需要较长时间（超过2小时）存放的高危易腐食品，应在高于60℃或低于8℃的条件下存放。在8～60℃条件下存放超过2小时，且未发生感官性状变化的，应按要求再加热后方可供餐。

（2）宜按照标签标注的温度等条件，供应预包装食品。食品的温度不得超过标签标注的温度3℃。

（3）餐厅服务员养成良好的卫生习惯，不化浓妆，注意个人卫生防护及食品的交叉污染，不当客人面做不雅动作，比如挖耳朵、打喷嚏、打哈欠等，勤洗手（遇到可能导致交叉污染的情况重新洗手）。

（4）分派菜肴、整理造型的工具使用前应清洗消毒。

（5）加工制作围边、盘花等的材料应符合食品安全要求，使用前应清洗消毒，建议使用可食用装饰。

（6）供餐过程中，应对食品采取有效防护措施，避免食品受到污染。使用传递设施（如升降笼、食梯、滑道等）的，应保持传递设施清洁。

（7）供餐过程中，应使用清洁的托盘等工具，避免从业人员的手部直接接触食品（预包装食品除外）。

（8）垫纸、垫布、餐具托、口布等与餐饮具直接接触的物品应一客一换。撤换下的物品，应及时清洗消毒（一次性用品除外）。

（9）消费者就餐时，就餐区应避免从事引起扬尘的活动（如扫地、施工等）。

（10）换纸巾、一次餐具等物品时应该遵从食品安全规范，坚决杜绝沾唾液等不良行为。

（11）餐具应该是按要求清洗消毒过的，提倡公勺公筷。

七、外卖与配送

外卖和配送的食品安全可以概括为两方面：防止交叉污染，食品的温度和配送时间应符合食品安全要求。

（一）防止交叉污染

送餐人员应保持个人卫生；不得将食品与有毒有害物品混装配送；使用专用的密闭容器和车辆配送食品，容器的内部结构应便于清洁，定期消毒；配送前，应清洁运输车辆的车厢和配送容器，盛放成品的容器还应经过消毒；配送过程中，食品与非食品、不同存在形式的食品应使用容器或独立包装等分隔，盛放容器和包装应严密，防止食品受到污染。

中央厨房配送的食品应有包装或使用密闭容器盛放，且容器材料应符合食品安全国家标准或有关规定；包装或容器上应标注中央厨房的名称、地址、许可证号、联系方式，以及食品名称、加工制作时间、保存条件、保存期限、加工制作要求等。

中央厨房和集体用餐配送单位的食品冷却、分装等应在专间内进行。集体用餐配送单位的食品应使用密闭容器盛放且容器材料应符合食品安全国家标准或有关规定。

（二）食品的温度和配送时间应符合食品安全要求

中央厨房配送的食品需要有保存条件和期限；集体用餐配送单位配送的食品容器上应标注食用时限和食用方法，从烧熟后至食用的间隔时间为烧熟后2小时，食品的中心温度保持在60℃以上（热藏）的，其食用时限为烧熟后4小时；高危易腐食品应采用冷冻（藏）方式配送，按要求烧熟后冷却，将食品的中心温度降至8℃并冷藏保存（冷藏），其食用时限为烧熟后24小时；供餐前应将食品的中心温度加热至70℃以上。

八、网络餐饮服务

从事网络餐饮服务需严格遵守《网络餐饮服务食品安全监督管理办法》和《餐饮服务食品安全监督检查操作指南》。

（一）网络餐饮服务第三方平台提供者

（1）备案　网络餐饮服务第三方平台提供者在通信主管部门批准后30个工作日内，向所在地省级食品安全监管部门备案；平台设立从事网络餐饮服务分支机构的，应当在设立后30个工作日内，向所在地县级食品安全监管部门备案。

（2）平台管理制度、机构和人员　平台应当建立并执行入网餐饮服务提供者审查登记、违法行为制止及报告、严重违法停止平台服务、食品安全事故处置、消费者投诉举报处理等制度，并公开相关制度和投诉举报方式；平台应当妥善保存入网餐饮服务提供者的登记信息和交易信息；平台应当设置专门的食品安全管理机构，配备专职食品安全管理人员；平台应当每年对食品安全管理人员进行培训和考核，记录保存期限不得少于2年。

（3）平台对入网餐饮服务提供者的审查　平台应当对入网餐饮服务提供者的食品经营许可证进行审查，并登记其名称、地址、法定代表人或者负责人及联系方式等信息；平台应当与入网餐饮服务提供者签订入网协议，明确双方食品安全管理责任。

（4）平台信息公示　平台和入网餐饮服务提供者应当在餐饮服务经营活动主页面公示餐饮服务提供者的名称、地址、食品经营许可证，公示信息应当真实。

（5）平台对入网餐饮服务提供者违法行为自查和处置　平台应当对入网餐饮服务提供者的经营行为进行抽查和监测；平台发现入网餐饮服务提供者存在违法行为，应当及时制止并立即报告食品安全监管部门；发现无证、假证、套证、超范围经营等违法行为的，应当立即停止平台相关服务。

（6）数据保存和交易信息记录　平台和自建网站餐饮服务提供者应当如实记录网络订餐的订单信息，包括食品的名称、下单时间、送餐人员、送达时间以及收货地址，信息保存时间不得少于6个月。

（7）送餐人员培训和管理　餐饮服务提供者、网络餐饮服务第三方平台提供者应当加强对送餐人员的食品安全培训和管理，记录保存期限不得少于两年。

（二）自建网站餐饮服务提供者

（1）备案　自建网站餐饮服务提供者应当在通信主管部门备案后30个工作日内，向所在地县级食品安全监管部门备案。

（2）平台信息公示　入网餐饮服务提供者应在网上公示菜品名称和主要原料名称，公示信息应当真实。

（3）数据保存和交易信息记录　自建网站餐饮服务提供者应当如实记录网络订餐的订单信息，包括食品的名称、下单时间、送餐人员、送达时间以及收货地址，信息保存时间不得少于6个月。

（4）能否委托加工　不能委托加工时，不得将订单委托其他食品经营者加工制作。

（5）送餐人员培训和管理　餐饮服务提供者、网络餐饮服务第三方平台提供者应当加强对送餐人员的食品安全培训和管理。培训记录保存期限不得少于两年。

（三）网络餐饮外卖配送

贮存、运输对温度、湿度等有特殊要求的食品，应当具备保温、冷藏或者冷冻等设备设施，并保持有效运行；配送食品的车辆与运输杀虫剂、杀鼠剂等有毒有害物品的车辆不得混用；配送高危易腐食品的，存放食品的车厢或配送箱（包）应具有保温、冷藏或热藏功能；存放食品的车厢或配送箱（包）应清洁；配送容器应专用、密闭，能够防止灰尘、雨水等污染，如：加盖的食品周转箱、保温箱等；配送容器内部结构应便于清洁，如：容器内部采用圆弧结构，避免死角，以便于开展清洁；配送前，盛放食品成品的容器（一次性的除外）应当清洁、消毒；车厢和配送箱（包）内应当无杀虫剂、杀鼠剂、燃料等有毒有害物质；同一车厢或外卖箱（包）配送的食品与非食品（如：洗涤剂、消毒剂、食品包装材料等物品）、不同存在形式的食品应分别存放于不同容器中，或进行独立包装，盛放容器和包装应严密；运输食品的温度和湿度应符合食品安全相关要求；送餐人员应当保持个人卫生，穿着清洁工作服。

九、酒吧服务

酒吧的食品安全风险主要可能来自以下几方面：交叉污染、不合格原料、违规使用添加剂等。

（一）环境

酒吧需要有预防有害生物污染食品措施；台面和地面无水渍、牙签、纸巾、果皮等杂物，保持清洁；沙发、吧凳、台面无污渍及瑕疵，沙发维持无果壳等杂物、脏物；空气保持清洁无异味。

（二）调酒

（1）酒杯、量器、容器、搅拌机、摇酒器、挤汁水器、水果刀等调酒的用具必须清洁，配酒前要按要求充分进行消毒，并用清洁干布将器皿擦拭干净。

（2）酒中加入的食用冰应清洁卫生，保持新鲜。冻冰所使用的水，必须符合《生活饮用水卫生标准》（GB 5749—2022）。

（3）使用的新鲜水果要洗涤和消毒。切好片后待用的水果应及时置于冰箱内冷藏备用。

（4）使用的苏打水、奎宁水和姜水、苦精等配料应是有资质厂家的合格产品。

（5）使用彩色冰所用的色素，应符合《食品安全国家标准 食品添加剂使用标准》（GB 2760—2014）的规定。

（6）配制酒时要使用量器，按规定配方调配，不要随意添加酒和其他配料，特别是添加剂。

（7）配制鸡尾酒使用的蛋清必须取自新鲜蛋，且取蛋清前鲜蛋应清洗消毒。

（8）配好的鸡尾酒应立即滤入干净杯内待饮用，不要在杯内存放时间过长。

（三）酒会服务

酒会形式有设座和不设座两种。由于客人们在酒会期间可在会场自由来去，随意走动，自由取用食品等，存在交叉污染可能比较高，所以要加强酒会的食品安全管理。一般需要注意以下事项。

（1）大型酒会举行前可以用一长条桌把备餐和兑酒区隔开，长桌一侧是工作人员开酒、兑酒和摆小吃的活动区，服务人员可在长桌另一侧为客人们提供取酒、食物等服务，这样一定程度上降低客人对酒具的污染。

（2）兑酒师和服务人员要注意个人具备健康证，衣着整洁、无污物和异味，佩戴工作帽。

（3）兑制酒所用配料合格且使用符合规范，需要清洗消毒的按要求清洗消毒。

（4）应做好酒具的洗涤与消毒，服务人员给客人斟酒应用托盘，不随意用手抓酒杯。

（5）酒会小吃应新鲜，符合安全要求，不使用陈旧、有异味及其他不良滋味的食品。小吃应有防蝇、防尘和防顾客人为污染措施。小吃放入干净托盘送给客人。

（6）放置食品的桌子配备牙签及其他卫生用品备用，桌面整洁无杂物。

（7）酒会结束后及时完成清洁工作，防止环境滋生病菌。

十、餐用具清洗消毒与保洁

（一）餐用具清洗消毒

（1）餐用具使用后应及时洗净，餐饮具、盛放或接触直接入口食品的容器和工具使用前应消毒。

（2）优先采用物理方法消毒，因材料、大小等原因无法采用的除外。清洗消毒方法可参照《餐饮服务食品安全操作规范》附录“推荐的餐用具清洗消毒方法”。

（3）定期检查餐用具消毒设备或设施的运行状态，确保正常运转，按要求使用。采用化学消毒的，需按相关说明进行，保证消毒液有效浓度和按要求使用。

（4）从业人员佩戴手套清洗消毒餐用具的，接触消毒后的餐用具前应更换手套。手套宜用颜色区分。

（5）消毒后的餐饮具、盛放或接触直接入口食品的容器和工具，应符合《食品安全国家

标准 消毒餐（饮）具》（GB 14934—2016）的规定。

（6）宜沥干、烘干清洗消毒后的餐用具。使用抹布擦干的，抹布应专用，并经清洗消毒后方可使用。

（7）不重复使用一次性餐饮具。

（二）餐用具保洁

（1）消毒后的餐饮具、盛放或接触直接入口食品的容器和工具，应定位存放在专用的密闭保洁设施内，保持清洁。

（2）保洁设施应正常运转，有明显的区分标识。

（3）定期清洁保洁设施，防止清洗消毒后的餐用具受到污染。

（三）洗涤剂、消毒剂

（1）使用的洗涤剂、消毒剂应分别符合《食品安全国家标准 洗涤剂》（GB 14930.1—2022）和《食品安全国家标准 消毒剂》（GB 14930.2—2012）等食品安全国家标准和有关规定。

（2）严格按照洗涤剂、消毒剂的使用说明进行操作。

十一、废弃物管理

（一）废弃物存放容器与设施

（1）食品处理区内可能产生废弃物的区域，应设置废弃物存放容器。废弃物存放容器与食品加工制作容器应有明显的区分标识。

（2）废弃物存放容器应配有盖子，防止有害生物侵入、不良气味或污水溢出，防止污染食品、水源、地面、食品接触面（包括接触食品的工作台面、工具、容器、包装材料等）。废弃物存放容器的内壁应光滑，易于清洁。

（3）在餐饮服务场所外适宜地点，宜设置结构密闭的废弃物临时集中存放设施。

（二）废弃物处置

（1）餐厨废弃物应分类放置、及时清理，不得溢出存放容器。餐厨废弃物的存放容器应及时清洁，必要时进行消毒。

（2）应索取并留存餐厨废弃物收运者的资质证明复印件（需加盖收运者公章或由收运者签字），并与其签订收运合同，明确各自的食品安全责任和义务。

（3）应建立餐厨废弃物处置台账，详细记录餐厨废弃物的处置时间、种类、数量、收运者等信息。

十二、有害生物防制

有效的有害生物的防制是保证食品安全的必备条件。有害生物的防制可以企业自行处理，也可以在保证基本的设施条件下交由第三方公司负责管理，不管是不是自己进行有害生物防制，食品生产经营方是食品安全的第一负责人。有害生物的防制按《餐饮服务食品安全操作规范》，需要遵循以下要求。

（一）基本要求

（1）有害生物防制应遵循物理防治（粘鼠板、灭蝇灯等）优先，化学防治（滞留喷洒等）

有条件使用的原则，保障食品安全和人身安全。

（2）餐饮服务场所的墙壁、地板无缝隙，天花板修葺完整。所有管道（供水、排水、供热、燃气、空调等）与外界或天花板连接处应封闭，所有管、线穿越而产生的孔洞，选用水泥、不锈钢隔板、钢丝封堵材料、防火泥等封堵，孔洞填充牢固，无缝隙。使用水封式地漏。

（3）所有线槽、配电箱（柜）封闭良好。

（4）人员、货物进出通道应设有防鼠板，门的缝隙应小于6毫米。

（二）设施设备的使用与维护

1．灭蝇灯

（1）食品处理区、就餐区宜安装粘捕式灭蝇灯。使用电击式灭蝇灯的，灭蝇灯不得悬挂在食品加工制作或贮存区域的上方，防止电击后的虫害碎屑污染食品。

（2）应根据餐饮服务场所的布局、面积及灭蝇灯使用技术要求，确定灭蝇灯的安装位置和数量。

2．鼠类诱捕设施

（1）餐饮服务场所内应使用粘鼠板、捕鼠笼、机械式捕鼠器等装置，不得使用杀鼠剂。

（2）餐饮服务场所外可使用抗干预型鼠饵站，鼠饵站和鼠饵必须固定安装。

3．排水管道出水口

排水管道出水口安装的篦子宜使用金属材料制成，篦子缝隙间距或网眼应小于10毫米。

4．通风口

与外界直接相通的通风口、换气窗外，应加装不小于16目的防虫筛网。

5．防蝇帘及风幕机

（1）使用防蝇胶帘的，防蝇胶帘应覆盖整个门框，底部离地距离小于2厘米，相邻胶帘条的重叠部分不少于2厘米。

（2）使用风幕机的，风幕应完整覆盖出入通道。

（三）防制过程要求

（1）收取货物时，应检查运输工具和货物包装是否有有害生物活动迹象（如鼠粪、鼠咬痕等鼠迹，蟑尸、蟑粪、卵鞘等蟑迹），防止有害生物入侵。

（2）定期检查食品库房或食品贮存区域、固定设施设备背面及其他阴暗、潮湿区域是否存在有害生物活动迹象。发现有害生物，应尽快将其杀灭，并查找和消除其来源途径。

（3）防制过程中应采取有效措施，防止食品、食品接触面及包装材料等受到污染。

（4）卫生杀虫剂和杀鼠剂的管理如下。

①选择的卫生杀虫剂和杀鼠剂，标签信息应齐全（农药登记证、农药生产许可证、农药标准）并在有效期内。不得将不同的卫生杀虫剂制剂混配。

②鼓励使用低毒或微毒的卫生杀虫剂和杀鼠剂。

③使用卫生杀虫剂和杀鼠剂的人员应经过有害生物防制专业培训。

④应针对不同的作业环境，选择适宜的种类和剂型，并严格根据卫生杀虫剂和杀鼠剂的技术要求确定使用剂量和位置，设置警示标识。

⑤不得在食品处理区和就餐场所存放卫生杀虫剂和杀鼠剂产品。应设置单独、固定的卫生杀虫剂和杀鼠剂产品存放场所，存放场所具备防火防盗通风条件，由专人负责。

第二节　餐饮标准化生产与流程再造

一、餐饮标准化生产的意义

餐饮食品的质量和安全受多方面因素的影响。餐饮食品的加工往往标准化程度较低，且能影响其质量和安全的环节和要素比较多。我国传统的餐饮业一直以手工生产、单店式经营、经验型管理为主要特征。千百年来，这种以手工为主、厨师凭经验操作、师徒靠心传口授学习、个人因素占主导地位的生产模式，使传统餐饮业的生产规模、发展速度都受到限制。同时，当餐饮企业达到一定规模需要进一步发展，可以说标准化就会变得非常必要。实施标准化生产至少可以获得以下好处。

（一）降低生产经验化作用，减少对厨师的依赖

中国面临社会转型，人力成本也在不断攀升，特别是聘请高级别的厨师人力资源成本更高，加上合格厨师数量的制约，常常成为企业发展的制约因素。

长期以来，中式烹调技术具有很强的不确定性，从而造成质量的不确定性。无论是历史资料中显示的烹饪，还是现在的烹饪制作，中式烹调术语常出现大量的模糊用语。中式烹饪的两个关键性的技术是“调味”和“火候”，而调味常以“少许”“适量”等术语来表示，火分为大火、中火、小火、微火等，油温以冷油、温油、热油、烈油或几成热来表示。因此，在快速厨师培养方面往往依赖言传身教，大大制约了合格厨师的培养速度。实施标准化生产，将操作过程标准化，将隐性知识变为显性知识，有利于短期内培养适合店面需要的大量厨师人才，为企业快速扩展奠定基础。

（二）规范管理的构成要素，提质增效

餐饮企业成本利润的核算是企业管理的部分内容，而数据是支撑核算的基础，但由于餐饮生产的标准化程度低，往往导致数据波动比较大。标准化的过程本身就需要数据，也会产生数据，这为成本核算及整个企业的管理提供了重要的管理依据。利用标准化可以进行有效的成本控制，从而提质增效。

（三）更有利于保证制品的质量和安全

鉴于中餐对隐性知识的依赖及强烈的个人色彩体现，使中餐形成了“一菜一味”的格局。即使是同一餐饮企业中，同一道菜也可能烹出不同的味道。这种技术的不确定性造成质量难以进行定量化，更不能形成质量指标化体系，从而使质量难以稳定。标准化可以系统地引进质量要求和国家对餐饮的强制要求，这样非常有利于餐饮食品的质量和安全控制。

（四）有利于中餐繁荣，弘扬中餐饮食文化

纵观历史，文化和产业紧密相连。中餐的繁荣昌盛必然推动中餐文化的发展，而故步自封，不吸收先进的管理经验，必然无法推动中餐的繁荣发展。中餐的发展需要博采众长，特别是中餐的标准化生产是中餐规模化发展的重要推动力量。中餐的繁荣需要标准化，中餐饮食文化需要标准化思想。

二、餐饮标准化生产实现路径

餐饮生产标准化的核心在于如何最大限度降低人为因素与经验的影响，使产品质量达到稳定。因传统餐饮企业生产是典型的手工制作，降低人为因素和经验的影响往往比较难，换句话说餐饮企业生产标准化相对于其他食品生产企业难度更大。此外，餐饮企业也不应该为了标准而标准，导致中餐风味魅力的下降。餐饮生产的标准化要从生产标准化体系架构开始。

（一）管理标准化、制度化

理念标准化是最深层的标准化，是餐饮企业标准化的起点。为了实现长远经营与竞争力提升，餐饮企业应确立明确、统一的战略目标，使全体成员拥有一致的价值追求。对于高速成长的餐饮企业，在确定战略目标时，应该将标准化的基因融入企业的行为准则，保证含有标准化思维的企业经营战略顺利实施，从而实现企业的经营目标和价值追求。

对于标准化理念的外在表现就是管理的标准化，管理的制度化，尽量减少人为干预，尽管标准化过程会让一些人感到自我地位受到威胁。

（二）产品标准化

产品标准化是餐饮企业标准化的核心，但也是餐饮企业标准化的难点。影响产品标准化的因素比较多，在实施生产标准化的过程中主要涉及以下几方面。

1．原料标准化

餐饮企业的原料以食用农产品为主，而食用农产品又是标准化较低的产品。这在起点上已经给餐饮企业的标准化设置了障碍，但是标准化过程并不是绝对的，这需要餐饮企业掌握原料标准化的“度”。原料的标准化不仅为安全提供保障，也为成本控制等提供可能。在大多数餐饮企业，对原料的验收还是以感官为主，原料验收标准相对比较简单，有一定的提升空间。

2．工艺标准化

工艺标准化是产品标准化的核心。工艺标准化即生产过程的标准化。只有每一道工序都进行规范制定，合理控制，才能最终产出合格产品。工艺标准化涉及大量的影响因素，包括环境、人、设备、加工手段等。产品标准化除对烹饪制品安全、风味、意境、营养、分量等因素给予考虑外，也应特别注意成本等其他要素的标准化。

（三）服务标准化

餐饮业常常又被称为餐饮服务业，它与传统食品工业的一个显著差别就是包含即时的服务过程。因此，餐饮的标准化也应该包括服务过程的标准化。餐饮服务标准化除对服务环境等因素的要求外，主要是人的要求。服务标准化主要包括服务流程和服务内容标准化、服务语言、动作、态度等方面的标准化。

三、流程再造理论

（一）流程再造概念

企业业务流程再造（Business Process Re-engineering，简称BPR）是国外管理界在全面质量管理、准时生产、工作流程管理、团队管理、标杆管理、精益生产、敏捷制造、并行工程、供应链管理等一系列管理理论与实践全面展开，并在这些理论获得成功的基础上对专业分工及组织分层制的一次改进。

尽管在研究和应用BPR的过程中，不同研究者或者企业侧重点不同，然而BPR的本质和核心是不变的：为了增强企业竞争力，通过对现有业务流程的重组、优化或者革新，从而实现对企业资源更加高效、快捷的调配和使用。也就是说，BPR的目的、方式以及作用机制在本质上是不变的，只是在不同情况下会有不同的表现形式。事实上，业务流程重组的效果通常直接表现为降低不同部门、不同岗位的沟通障碍，从而提升企业的反应速度。流程再造也可以简单地概括为：从根本重新而彻底地去分析与设计企业程序，并管理相关的企业变革，以追求绩效，并使企业达到高速成长。

（二）流程再造发展阶段划分

1．局部流程改善

20世纪初，以泰勒为代表的科学管理学派就开始了对企业流程优化管理的理论探索，当时的研究主要局限于底层作业流程运作效率的提高，提倡以科学明确的管理规程替代过去的经验管理。同时代的福特在泰勒单工序过程活动研究的基础上，充分考虑单一化大批量生产的特点，对汽车制造流程进行并行化协调优化，首先创建了第一条大规模生产流程（流水线作业模式）。泰勒和福特时代的流程管理技术旨在解决企业内较低层次的车间操作控制流程问题，主要方法包括：减少产品类型，以较少数量的流程实施大规模生产；通过零件标准化提高互换性，降低流程管理的复杂度；通过流程的专业化分工，固化流程内专业知识，如车间职能专业化、机器工具专业化、工人作业专业化；采用简单反复的作业与工序，组合成较大规模的企业内机械结构类型自动化流程。泰勒和福特时代的流程标志着现代高效率工业的开始，这一时代的探索为今天的流程管理技术积累了不少有效的基本思想与方法，如隐性经验知识向显性流程知识转化、流程细分、并行协调、反馈控制等思想至今仍然有效，并被后续的研究者逐步理论化。

2．从流程自动化到流程再造

由于技术背景的局限性，尤其是缺乏信息技术的支持，泰勒和福特时代的流程管理能力非常有限，随着20世纪中叶计算机的发明，信息技术很快被引入流程管理领域，这个时期的流程的管理强调利用信息技术对传统流程的自动化改造，从底层的车间操作流程自动化逐渐延伸到中层的部门间运营流程集成、职能部门的辅助流程集成，再到高层决策与协调流程集成。

1946年，现代管理学之父彼得·德鲁克写成了《公司的概念》，首次提出了“组织”的概念，奠定了组织管理学的基础，他对拥有不同技能和知识的人进行了准确的分析和定位，阐述了他们在一个大型组织里应该怎样分工与合作，其核心思想和主要管理办法在通用汽车得到实践的验证，造就了一个通用汽车公司。

在20世纪60年代，企业普遍采用层级式组织结构，流程管理也主要局限于层级组织的各级单元内，以单元自动化为特征，信息技术的主要作用是将单元流程内原来依靠手工完成的计算、信息传输、工序编排等作业任务逐步自动化，以高效的数据处理与分析能力获得某个局部领域暂时相对的效率优势。20世纪60年代，美国的著名专家费根鲍姆提出了全面质量管理，强调以质量为核心，要求实现质量全员参与和持续的改进，20世纪70年代全面质量管理在丰田得到很好的运用和发展，同样也造就了丰田汽车公司。

20世纪70年代，流程管理开始出现跨部门信息共享特征，如国际商业机器公司（IBM）采用多部门共享的公共制造信息系统，辅助其计算机制造的组配流程，大幅缩短了制造周期。随后由于信息技术在这些局部流程管理应用中所取得卓越绩效的示范作用，信息技术被很快引入更广范围的流程管理，数据处理系统被提升为管理信息系统，并试图对各种业务流程进行信息化改造。这一时代出现的主要的信息化流程管理技术被应用于车间调度、库存管理、预测项目管理、质量管理、服务中心批处理等局部流程领域。

到了20世纪80年代，信息技术逐渐向全企业战略流程支持能力发展，出现了以信息技术支持下的计算机集成制造系统为主导的流程管理支持技术，跨组织流程的信息则出现了以电子化商业语言的标准化沟通方式协调企业间业务流程协作。

20世纪90年代初，信息技术的革命使企业的经营环境发生了巨大的变化，知识经济和经济一体化浪潮席卷全球，企业外部环境复杂多变，市场竞争日趋激烈，管理领域的变革与创新层出不穷，管理理论界也在不断探求适应企业需要反映时代特色的、新的管理范式，诸如学习型组织、虚拟管理、知识管理、网络管理、公司再造、柔性组织等。信息技术仅对原有流程的模仿和自动化已经难以满足全球化经营环境巨变造成的对新型柔性动态多参与方的业务流程管理的实际需求，于是业务流程再造的思想产生了。迈克尔·哈默和詹姆斯·钱皮首先提出了流程再造的概念，成为当前国内外管理学界和实业界最热门的话题之一。BPR要求打破职能和分工的界限，再造以主要业务流程为中心的新型流程向导型企业，企业必须重新审视过去曾经代表着高绩效、被沿用多年的流程逻辑，通过分拆原有流程组件的逻辑关系进行创造性重新组合，以价值增值为目标，删除不利于整体价值增值的环节，增加新型流程连接机制和新的流程组件业务逻辑，寻找解决流程失效的新方法。进行流程再造涉及的范围越广，所产生的效益也越大。包括产品研发、原材料采购、成本控制、质量控制、销售与客户管理、退货处理等企业内部的各流程，都可以整合再造新的流程；可以只对某一个职能内部进行整合，也可以跨部门进行再造，甚至将供应链上的上家与下家即供货商与客户的流程整合在一起。流程再造的目的，就是要将过去的金字塔形组织发展成独立的扁平化组织，以减少中间环节、提高反应速度。无论是BPR还是业务流程管理（BPM），都需要对流程有一个总体上的把握，以顾客为中心，以流程为导向，而不能把思维局限于既定部门或既定操作上。

BPR理论的出现一方面标志着流程管理理论的飞跃和创新，另一方面也暗示着当时的流程管理领域进入了瓶颈阶段，迫切需要变革。与BPR理论同时出现的还有业务流程改善（BPI）、全面质量管理（TQM）、六西格玛（Six Sigma）等，这些理论可以被看成是防止BPR高风险的补充形式或风险弱化形式，以缓和渐进的方式从局部领域开始，逐级对流程进行优化。

（三）流程再造的原则

BPR在企业长期的实践过程中，总结出来了一定的原则。这些原则经过管理学家和企业家总结成文，主要包括以下几个方面。

（1）提升流程效率为出发点 BPR是否必要，是否能够真正发挥作用，首先就需要对其提升流程效率的效果进行观察。可见，提升流程效率是 BPR的第一原则和直接要求。这就要求 BPR需要对企业现有流程进行充分剖析，能够准确识别出其中存在的问题，并针对这些问题制定重建或者优化的方案。

（2）提升管理水平为目的　BPR本身是一种管理理论和管理工具，因而是否能够提升管理水平也是BPR的一大评估依据。BPR之所以产生并得到广泛认可和应用，就是因为传统的管理方式在现代市场环境中出现越来越多的问题，这种情况在餐饮企业快速扩张中尤其明显。因此，BPR需要将新的、更有针对性的、更加有效的管理思想渗入企业管理架构中，从而彻底提升管理水平。

（3）提高员工积极性为保障　员工是企业重要的资源，BPR不能够打压员工积极性，相反它应该对员工积极性起到促进作用。一个成功的BPR必然会导致员工减少，同时降低餐饮企业“大师”需求的数量，因而裁员往往是不可避免的。流程再造需要清除掉能力低、态度消极的员工，肯定能力强、态度积极的员工，同时为员工行为提供更加明确的标准。

（4）提高顾客满意度为落脚点　顾客是企业生存和发展的首要资源。因此，BPR需要始终围绕顾客满意度展开，始终关注顾客是否满意，否则就会偏离业务流程再造的目标。

四、餐饮流程再造

（一）餐饮企业流程再造的必要性

大多数规模餐饮企业经历过由小到大的扩张过程，在企业规模较小时往往具有浓重的人治色彩，不管是对管理人员还是技术人员依赖程度较高。从餐饮食品的生产角度看，餐饮往往也是手工制作为主，标准化程度低，隐性知识为主，整体的管理和生产模式不适合大规模的扩展，很难将企业做大做强。因此，在企业扩张时急需进行标准化的流程再造。标准化流程再造是餐饮企业规模扩张和提质增效的必然。

（二）餐饮企业流程再造的步骤

企业业务流程再造就是重新设计和规划企业的整个生产、运营甚至包括服务等一系列过程，使其科学化、合理化，更符合时代的要求。这就要求对企业原有的生产经营过程的所有环节进行全面的调查研究，并就调查获得的相关数据进行认真分析，发现其中存在的问题，具体实施时可以按照下列程序进行。

（1）分析原有流程，发现存在的问题　在这一步骤中，需要首先根据具体餐饮企业实际情况绘制出业务流程图，然后分析现有流程及其各个环节是否能够对市场需求做出适当的响应并详细记录发现的问题。

（2）构建及评估新业务流程改进方案　针对已经识别出的问题，需要充分运用信息技术及标准化思想探讨重建或者优化方案。在这个过程中，可以辅助运用其他管理方法，同时还需要充分征询员工的意见。改进后的方案需要进行模拟和调试，对其中存在的潜在风险和问题进行评估和改进。

（3）做出详尽的业务流程再造及配套方案　重建和优化后的方案需要尽快落地，因此需要制定执行BPR方案的配套措施。在这个过程中，最为重要的是重建组织架构，这是有效调配资源的基础。另外，最好还要配套运用信息化技术搭建信息化运作平台，该平台需要细化到新流程的各个环节。

（4）实施再造方案并持续改进　企业外部环境是不断变化的，组织内部也可能持续不断出现新问题。因此，BPR不是一蹴而就的，而是一个不断持续的过程。BPR会触及企业内部利益的重新调整和分配，如何平衡各方利益需要不断关注，否则便可能由于反对力量的阻挠而致使BPR归于失败。

·思考与练习题·

1．餐饮从原料采购到顾客食用的流程图应该包含哪些环节，请绘制流程图，各环节如何保证其加工的质量和安全？

2．餐饮加工中哪些加工项目对环境的清洁要求比较高，加工人员应该注意哪些事项？

3．试述一个餐饮企业规模扩大后流程再造应如何着手。

第五章 CHAPTER 5 不同业态和经营项目的关键控制点

第一节　经营业态与经营项目

一、经营业态

从《食品经营许可和备案管理办法》和《食品经营许可审查通则》可以看出，我国将食品经营主要分为食品销售经营者、餐饮服务经营者、集中用餐单位食堂三种业态。

食品经营者从事食品批发销售、中央厨房、集体用餐配送的，利用自动设备从事食品经营的，或者学校、托幼机构食堂，应当在主体业态后以括号标注。主体业态以主要经营项目确定，不可以复选。

二、经营项目

食品经营项目分为食品销售、餐饮服务、食品经营管理三类。在申请食品经营许可证时，食品经营项目可以复选。

（一）食品销售

食品销售包括散装食品销售、散装食品和预包装食品销售。

（二）餐饮服务

餐饮服务包括热食类食品制售、冷食类食品制售、生食类食品制售、半成品制售、自制饮品制售等，其中半成品制售仅限中央厨房申请。

（三）食品经营管理

食品经营管理包括食品销售连锁管理、餐饮服务连锁管理、餐饮服务管理等。

食品经营者从事散装食品销售中的散装熟食销售、冷食类食品制售中的冷加工糕点制售和冷荤类食品制售应当在经营项目后以括号标注。具有热、冷、生、固态、液态等多种情形，难以明确归类的食品，可以按照食品安全风险等级最高的情形进行归类。国家市场监督管理总局可以根据监督管理工作需要对食品经营项目进行调整。

餐饮企业主要涉及热食类食品制售、冷食类食品制售、生食类食品制售、半成品制售、自制饮品制售，有些还会涉及食品销售。各经营项目简介如下。

（1）热食类食品制售　食品原料经粗加工、切配等步骤后经过蒸、煮、烹、煎、炒、烤、炸等烹调工艺制作，在一定热度状态下食用的即食食品，含火锅和烧烤等烹调方式加工而成的食品等。

（2）冷食类食品制售　已经经过加热冷却或无需加热，在常温或者低温状态下即可食用的食品，含熟食卤味、生食瓜果蔬菜、腌菜等。

（3）生食类食品制售　一般特指生食水产品。

（4）半成品制售　一般特指中央厨房通过热加工或者生制等方法制售的餐饮半成品。

（5）自制饮品制售　指经营者现场制作的各种饮料，含冰激凌等。

第二节　不同业态的关键控制点

一、食品销售经营者的食品质量与安全控制

食品销售经营一般不含食品加工过程，因此所销售经营的食品质量与安全控制相对不复杂，需要注意以下几点。

（1）销售需要符合国家相关强制要求　在餐饮企业中若涉及食品销售经营，主要应该详细研究和遵守《中华人民共和国食品安全法》《中华人民共和国食品安全法实施条例》《食品安全国家标准 预包装食品标签通则》（GB 7718—2011）、《中华人民共和国广告法》《食品生产经营监督检查管理办法》等。主要是要求销售经营者必须从合法渠道进货、进行必要的查验和留存进货凭证，不应虚假宣传产品等。

（2）按要求保存和销售食品　食品的保存温度、湿度等要符合特定食品的要求，不应出售过期食品。涉及食品流通的，因为流通环境非常容易出现贮藏环境的变化，要特别注意流通环境温度、湿度等条件的变化。

二、餐饮服务经营者与集中用餐单位食堂的食品质量与安全控制

经营业态又可以细分不同的经营项目，其质量和安全的控制点又各有差异，因此本部分在谈经营业态的质量和安全控制时主要集中在餐饮企业的共同和共性控制环节，在谈餐饮不同经营项目的质量和安全控制中主要针对特定经营项目的质量和安全控制点进行讨论。餐饮企业在共性流程中的食品质量与安全控制在本教材的第四章第一节已经做了部分介绍。与食品销售经营不同，餐饮服务经营者与单位食堂的制作环节是质量和安全控制的重要部分，除必须符合国家强制要求的安全控制外，本部分再补充一些餐饮生产环节的技术层面质量控制内容。

（一）原料

1．原料质量控制主要考虑因素

原料的质量控制应该要考虑以下要素。

（1）符合安全要求　无论是采购还是在仓库贮藏后的使用，原料本身及储运等环节在使用时必须符合国家强制要求。

房食品冷却、分装等应在专间内进行，且有包装或使用密闭容器（材料符合国家食品安全标准有关规定）盛放。包装或容器上应标注中央厨房的名称、地址、许可证号、联系方式，以及食品名称、加工制作时间、保存条件、保存期限、加工制作要求等。配送过程，高危易腐食品应采用冷冻（藏）方式配送。

中央厨房应制定检验检测计划，定期对大宗食品原料、加工制作环境等自行或委托具有资质的第三方机构进行检验检测。

目前，国内“预制菜”方兴未艾，部分企业面临风味控制和贮藏的难题，要防止添加剂乱用的可能。添加剂的使用需符合我国相关要求。

六、其他食品制售

区域性销售食品、民族特色食品、地方特色食品等的制售除必须符合国家相关要求外，还需要特别注意相关地方法规的要求。

制作面点的原料主要是大米、面粉、食用油、糖、蛋、肉类等，原料容易腐败变质，使用前应检查原料是否新鲜，是否霉变、长虫、酸败等，并对原料进行挑选，如发现感官异常不能使用。发黄的米面不能加工使用，自然陈化的米面不能使用，否则面点不宜加工成形，品质较差。糕点类食品制作过程中往往会涉及添加剂的应用，其中应用比较频繁的添加剂有防腐剂、膨松剂、色素、甜味剂、蛋糕油、起酥油、奶油和人造奶油等。小作坊容易出现添加剂乱用的现象。添加剂的使用需严格依据《食品安全国家标准 食品添加剂使用标准》（GB 2760—2014）规定的相关添加剂的使用范围和用量使用。如果生产预包装类的糕点还要严格依据《食品安全国家标准 预包装食品标签通则》（GB 7718—2011）规范标签的使用。此外，需要注意以下事项：糕点制作的过程会用到易沾染沙门菌、霉菌、金黄色葡萄球菌等的蛋类，应严防交叉污染；使用烘焙包装用纸时，应考虑颜色可能对产品的迁移，并控制有害物质的迁移量，不应使用有荧光增白剂的烘烤纸；部分用于裱花的色素不能用于蛋糕坯的制作，在蛋糕制作中不应混淆；裱花糕点（主要指含奶油的甜点，如裱花蛋糕、提拉米苏、慕斯蛋糕、芝士蛋糕等）的制作应设厨房专间、专人、专用工具制作含奶油甜点，蛋液、蛋糕坯等均应在专用冰箱中冷藏，裱浆和经清洗消毒的新鲜水果应当天加工、当天使用、当晚废弃；裱花糕点不直接食用的宜冷藏存放，最好2小时内食用。糕点是容易进行标准化制作的食品，建立严格的配方是稳定质量的关键。在添加剂的使用中应遵从添加剂的使用原则，能降低用量的添加剂尽量少用。

·思考与练习题·

1．食品生产和经营有什么区别，食品的经营业态如何划分？

2．食品经营项目如何划分，它们的风险来源有何不同？

第六章 CHAPTER 6 餐饮食品质量与安全事故应急预案

第一节 政府食品安全事故应急预案

依据《中华人民共和国突发事件应对法》，国家建立健全突发事件应急预案体系。国务院制定国家突发事件总体应急预案，组织制定国家突发事件专项应急预案，国务院有关部门根据各自的职责和国务院相关应急预案，制定国家突发事件部门应急预案。为建立健全应对食品安全事故运行机制，有效预防、积极应对食品安全事故，高效组织应急处置工作，最大限度地减少食品安全事故的危害，保障公众健康与生命安全，维护正常的社会经济秩序，国务院制定了《国家食品安全事故应急预案》，为食品安全的突发事件的处理提供了指导。

一、食品安全事故处置原则

（一）以人为本，减少危害

把保障公众健康和生命安全作为应急处置的首要任务，最大限度减少食品安全事故造成的人员伤亡和健康损害。

（二）统一领导，分级负责

按照"统一领导、综合协调、分类管理、分级负责、属地管理为主"的应急管理体制，建立快速反应、协同应对的食品安全事故应急机制。

（三）科学评估，依法处置

有效使用食品安全风险监测、评估和预警等科学手段；充分发挥专业队伍的作用，提高应对食品安全事故的水平和能力。

（四）居安思危，预防为主

坚持预防与应急相结合，常态与非常态相结合，做好应急准备，落实各项防范措施，防患于未然。建立健全日常管理制度，加强食品安全风险监测、评估和预警；加强宣教培训，提高公众自我防范和应对食品安全事故的意识和能力。

二、政府食品事故应急预案的层级

《中华人民共和国食品安全法》明确："国务院组织制定国家食品安全事故应急预案。县级以上地方人民政府应当根据有关法律、法规的规定和上级人民政府的食品安全事故应急预案以及本行政区域的实际情况，制定本行政区域的食品安全事故应急预案，并报上一级人民政府备案。”食品安全监管部门对本行政区域内存在食品安全风险点的生产经营企业定期进行检查和评估，并登记建档，按照有关规定责令其采取风险防范措施，对发现或确认的重大安全隐患进行督办，确保及时整改。

国家层面有《国家食品安全事故应急预案》，省、市、区（县）地方各级政府或部门根据有关法律、法规的规定和上级要求并结合本地区、本部门实际制定的《食品安全事故应急预案》或《应急处置方案》等，规范本地的食品安全事故应急处理。

三、食品安全事故处置实施的分级与响应

（一）分级处理

食品安全事故共分四级，即特别重大食品安全事故（Ⅰ级）、重大食品安全事故（Ⅱ级）、较大食品安全事故（Ⅲ级）和一般食品安全事故（Ⅳ级）。事故等级的评估核定，由卫生行政部门会同有关部门依照有关规定进行。

若发生食品安全事故，处置应对工作一般需遵循分级负责、属地管理为主的原则，事发地政府及市场监管部门初判事故级别、开展应急处置并及时向上一级政府及市场监管部门报告。

食品安全事故涉及跨省级行政区域的，或超出事发地省级政府处置能力的，省级政府在国家统一指挥下，组织开展应急处置工作，并及时报告相关工作进展情况。

初判发生重大食品安全事故时，由省政府负责应对并评估事故级别。发生重大食品安全事故后，由省市场监管局报请省政府批准并启动Ⅱ级应急响应。省政府根据省市场监管局建议，视情启动省级指挥部工作，负责统一组织、指挥、协调、调度相关应急力量和资源，实施应急处置等工作。

初判发生较大食品安全事故时，由市级政府负责应对并核定事故级别。发生较大食品安全事故后，市级政府应启动Ⅲ级应急响应，视情启动市级食品安全事故应急处置指挥部工作，各有关部门按照各自职责和分工，相互配合，共同实施应急处置，并及时将处置情况向同级政府和上级主管部门报告。

初判发生一般食品安全事故时，由县级政府负责应对并核定事故级别。发生一般食品安全事故后，事发地县级政府应启动Ⅳ级应急响应，组织、指挥、协调、调度相关应急力量和资源实施应急处置。各有关部门按照各自职责和分工，密切配合，共同实施应急处置，并及时将处置情况向同级政府和上级主管部门报告。当食品安全事故涉及跨市、县级行政区域的，或超出属地政府应对能力时，由上一级政府协调支援应对工作。

（二）分级响应

县级以上人民政府食品安全监督管理部门接到食品安全事故的报告后，应当立即会同同级卫生行政、农业行政等部门进行调查处理，做好信息发布工作，依法对食品安全事故及其处理情况进行发布，并对可能产生的危害加以解释、说明。

核定为特别重大食品安全事故，报经国务院批准并宣布启动Ⅰ级响应后，指挥部立即成立运行，组织开展应急处置。重大、较大、一般食品安全事故分别由事故发生地的省、市、县级人民政府启动相应级别响应，成立食品安全事故应急处置指挥机构进行处置。必要时上

级人民政府派出工作组指导、协助事故应急处置工作。

县级以上人民政府食品安全监督管理部门接到食品安全事故的报告后，应当立即会同同级卫生行政、农业行政等部门进行调查处理，还需采取下列措施，防止或者减轻社会危害。

（1）开展应急救援工作，组织救治因食品安全事故导致人身伤害的人员。

（2）封存可能导致食品安全事故的食品及其原料，并立即进行检验；对确认属于被污染的食品及其原料，责令食品生产经营者依照本法第六十三条的规定召回或者停止经营。

（3）封存被污染的食品相关产品，并责令进行清洗消毒。

（4）做好信息发布工作，依法对食品安全事故及其处理情况进行发布，并对可能产生的危害加以解释、说明。

发生食品安全事故需要启动应急预案的，县级以上人民政府应当立即成立事故处置指挥机构，启动应急预案，依照应急预案的规定进行处置和上报及部门间通报。

发生食品安全事故，县级以上疾病预防控制机构应当对事故现场进行卫生处理，并对与事故有关的因素开展流行病学调查，有关部门应当予以协助。县级以上疾病预防控制机构应当向同级食品安全监督管理、卫生行政部门提交流行病学调查报告。

四、应急工作组与职责

（一）国家重大食品安全事故应急指挥部分组与职责

国家重大食品安全事故应急指挥部根据事故处置需要，可下设若干工作组（一般包含事故调查组、危害控制组、医疗救治组、检测评估组、维护稳定组、新闻宣传组、专家组），分别开展相关工作。各工作组在指挥部的统一指挥下开展工作，并随时向指挥部办公室报告工作开展情况。办公室承担指挥部的日常工作，主要负责贯彻落实指挥部的各项部署，组织实施事故应急处置工作；检查督促相关地区和部门做好各项应急处置工作，及时有效地控制事故，防止事态蔓延扩大；研究协调解决事故应急处理工作中的具体问题；向国务院、指挥部及其成员单位报告、通报事故应急处置的工作情况；组织信息发布。指挥部办公室建立会商、发文、信息发布和督查等制度，确保快速反应、高效处置。

（1）事故调查组　由卫生部门牵头，会同公安部、纪委和监察部门及相关部门负责调查事故发生原因，评估事故影响，尽快查明致病原因，作出调查结论，提出事故防范意见；对涉嫌犯罪的，由公安部负责，督促、指导涉案地公安机关立案侦办，查清事实，依法追究刑事责任；对监管部门及其他机关工作人员的失职、渎职等行为进行调查。根据实际需要，事故调查组可以设置在事故发生地或派出部分人员赴现场开展事故调查。

（2）危害控制组　由事故发生环节的具体监管职能部门牵头，会同相关监管部门监督、指导事故发生地政府职能部门召回、下架、封存有关食品、原料、食品添加剂及食品相关产品，严格控制流通渠道，防止危害蔓延扩大。

（3）医疗救治组　由卫生部门负责，结合事故调查组的调查情况，制定最佳救治方案，指导事故发生地人民政府卫生部门对健康受到危害的人员进行医疗救治。

（4）检测评估组　由卫生部门牵头，提出检测方案和要求，组织实施相关检测，综合分析各方检测数据，查找事故原因和评估事故发展趋势，预测事故后果，为制定现场抢救方案和采取控制措施提供参考。检测评估结果要及时报告指挥部办公室。

（5）维护稳定组　由公安部门牵头，指导事故发生地人民政府公安机关加强治安管理，维护社会稳定。

（6）新闻宣传组　由中央宣传部门牵头，会同新闻办、卫生行政部门等部门组织事故处置宣传报道和舆论引导，并配合相关部门做好信息发布工作。

（7）专家组　指挥部成立由有关方面专家组成的专家组，负责对事故进行分析评估，为应急响应的调整和解除以及应急处置工作提供决策建议，必要时参与应急处置。

（二）省、市、县级人民政府应急处置指挥机构

省、市、县级人民政府组织成立相应的应急处置指挥机构，下设的分组构架基本一致，通常也分成若干工作组分别承担不同职责。一般各地方应急处置机构分组及职责都与国家层面的应急指挥部的分组类似。

在实践中，部分地方食品安全应急处置指挥机构增设了“综合协调组”“财务保障组”等应急处理分组。此外，地方政府应急处置指挥机构不同分组牵头部门与国家层面也有所差异，比如事故调查组多由市场监管部门牵头。

五、处置实施的程序

（一）事故报告、通报与上报

1．事故信息来源与报告主体

食品安全事故的信息来源通常来自：食品安全事故发生单位与引发食品安全事故食品的生产经营单位报告的信息、医疗机构报告的信息、食品安全相关技术机构监测和分析结果、经核实的公众举报信息、经核实的媒体披露与报道信息、世界卫生组织等国际机构、其他国家和地区通报我国信息。食品安全事故报告主体通常来自以下，但不限于这几方面。

（1）食品安全风险监测结果表明可能存在食品安全隐患的，县级以上人民政府卫生行政部门应当及时将相关信息通报同级食品安全监督管理等部门，并报告本级人民政府和上级人民政府卫生行政部门。

（2）食品生产经营者发现有发生食品安全事故潜在风险或已经造成食品安全事故，应当立即停止食品生产经营活动，并向所在地县级人民政府食品安全监督管理部门报告。

（3）医疗机构发现其接收的病人属于食源性疾病病人或者疑似病人的，应当按照规定及时将相关信息向所在地县级人民政府卫生行政部门报告。

（4）食品安全相关技术机构、有关社会团体及个人发现食品安全事故相关情况，应向市场监管和卫生健康部门报告或者举报。

（5）发生可能与食品有关的急性群体性健康损害的单位，应向所在地市场监管、卫生健康部门报告。

（6）任何单位和个人发现疑似食品安全事故或者事件的，可向市场监管部门报告情况或者提供相关线索。

2．食品安全事故报告内容

食品生产经营者、医疗、技术机构和社会团体、个人向卫生行政部门和有关监管部门报告疑似食品安全事故信息时，应当包括事故发生时间、地点和人数等基本情况。

有关监管部门报告食品安全事故信息时，应当包括事故发生单位、时间、地点、危害程

度、伤亡人数、事故报告单位信息（含报告时间、报告单位联系人员及联系方式）、已采取措施、事故简要经过等内容；并随时通报或者补报工作进展。

3．食品安全事故报告时限

食品生产经营者发现其生产经营的食品造成或者可能造成公众健康损害的情况和信息，应当在2小时内向所在地县级卫生行政部门和负责本单位食品安全监管工作的有关部门报告。

发生可能与食品有关的急性群体性健康损害的单位，应当在2小时内向所在地县级卫生行政部门和有关监管部门报告。

其他报告时限需根据当地“食品应急预案”和“食品安全事故报告和调查处置办法（如果已经出台）”，参照《食品召回管理办法》（2020年修订），在限定时间内报告。

4．通报与上报

（1）食品安全风险监测结果表明可能存在食品安全隐患的，县级以上人民政府卫生行政部门应当及时将相关信息通报同级食品安全监督管理等部门，并报告本级人民政府和上级人民政府卫生行政部门。

（2）发生食品安全事故，接到报告的县级人民政府食品安全监督管理部门应当按照应急预案的规定向本级人民政府和上级人民政府食品安全监督管理部门报告。县级人民政府和上级人民政府食品安全监督管理部门应当按照应急预案的规定上报。

（3）县级以上人民政府农业行政等部门在日常监督管理中发现食品安全事故或者接到事故举报，应当立即向同级食品安全监督管理部门通报。

（4）医疗机构发现其接收的病人属于食源性疾病病人或者疑似病人的，应当按照规定及时将相关信息向所在地县级人民政府卫生行政部门报告。县级人民政府卫生行政部门认为与食品安全有关的，应当及时通报同级食品安全监督管理部门。

（5）县级以上人民政府食品安全监督管理、卫生行政、农业行政部门应当相互通报获知的食品安全信息。省级以上人民政府卫生行政、农业行政部门应当及时相互通报食品、食用农产品安全风险监测信息。国务院卫生行政、农业行政部门应当及时相互通报食品、食用农产品安全风险评估结果等信息。

（6）县级以上人民政府食品安全监督管理部门对国内市场上销售的进口食品、食品添加剂实施监督管理。发现存在严重食品安全问题的，国务院食品安全监督管理部门应当及时向国家出入境检验检疫部门通报。国家出入境检验检疫部门应当及时采取相应措施。

（7）国务院食品安全监督管理部门和其他有关部门获知有关食品安全风险信息后，应当立即核实并向国务院卫生行政部门通报。对有关部门通报的食品安全风险信息以及医疗机构报告的食源性疾病等有关疾病信息，国务院卫生行政部门应当会同国务院有关部门分析研究，认为必要的，及时调整国家食品安全风险监测计划。省、自治区、直辖市人民政府卫生行政部门会同同级食品安全监督管理等部门，根据国家食品安全风险监测计划，结合本行政区域的具体情况，制定、调整本行政区域的食品安全风险监测方案，报国务院卫生行政部门备案并实施。

（8）国务院食品安全监督管理、农业行政等部门在监督管理工作中发现需要进行食品安全风险评估的，应当向国务院卫生行政部门提出食品安全风险评估的建议，并提供风险来源、相关检验数据和结论等信息、资料。国务院卫生行政部门认为应当进行风险评估的，应及时进行食品安全风险评估，并向国务院有关部门通报评估结果。

（9）境外发生的食品安全事件可能对我国境内造成影响，或者在进口食品、食品添加剂、食品相关产品中发现严重食品安全问题的，国家出入境检验检疫部门应当及时采取风险预警或者控制措施，并向国务院食品安全监督管理、卫生行政、农业行政部门通报。接到通报的部门应当及时采取相应措施。

（二）调查和处理

1．事故调查

县级以上人民政府食品安全监督管理部门接到食品安全事故的报告后，应当立即会同同级卫生行政、农业行政等部门进行调查处理。

调查机构（组）应当做好食品安全事故调查所需的物资材料保障，一般包括：所需执法文书及配套设备、食品快速检测装备、通信设备等。

调查机构（组）会同相关部门，开展食品安全事故现场调查与处置并做好相关记录。通过对肇事单位现场调查、责任调查、现场控制等，结合流行病学调查结果，应当查明是否属于食品安全事故、事故性质、肇事单位、肇事食品（或者餐次）、病例数、致病因素及发生原因等。

2．事故确认及处罚

经过调查，市场监管部门根据发病事件的具体情况，如发病人群、发病时间、主要症状、体征、实验室（包括临床）检验情况、致病物质、可疑中毒食品、进食数量，结合流行病学调查进行事故的确认，进行结案处理，撰写《终结调查报告》。根据事故的严重程度和违法情况，处罚主要包括民事处罚、行政处罚等，对不属于本部门管辖的，进行相关的移交或移送（图6–1）。

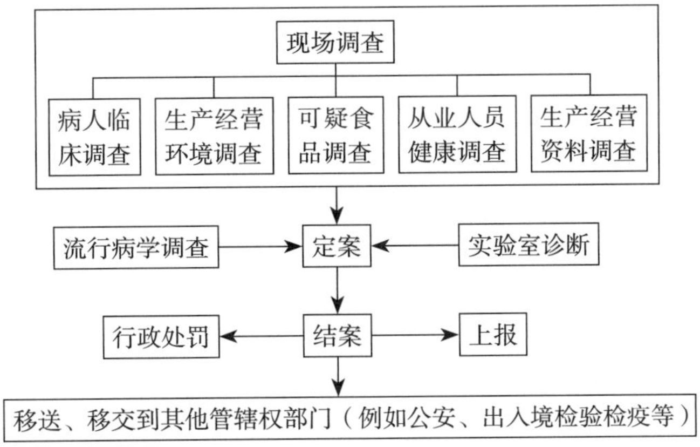

图6–1　食品安全事故调查处理流程图

（三）响应级别调整及终止

在食品安全事故处置过程中，要遵循事故发生发展的客观规律，结合实际情况和防控工作需要，根据评估结果及时调整应急响应级别，直至响应终止。

1．级别提升

当事故进一步加重，影响和危害扩大，并有蔓延趋势，情况复杂难以控制时，应当及时提升响应级别。

当学校或托幼机构、全国性或区域性重要活动期间发生食品安全事故时，可相应提高响应级别，加大应急处置力度，确保迅速、有效控制食品安全事故，维护社会稳定。

2．级别降低

事故危害得到有效控制，且经研判认为事故危害降低到原级别评估标准以下或无进一步扩散趋势的，可降低应急响应级别。

3. 响应终止

当食品安全事故得到控制，并达到以下两项要求，经分析评估认为可解除响应的，应当及时终止响应。

（1）食品安全事故伤病员全部得到救治，原患者病情稳定24小时以上，且无新的急性病症患者出现，食源性感染性疾病在末例患者出现后，经过最长潜伏期无新病例出现。

（2）现场、受污染食品得以有效控制，食品与环境污染得到有效清理并符合相关标准，次生、衍生事故隐患消除。

4．响应级别调整及终止程序

指挥部门组织对事故进行分析评估论证。评估认为符合级别调整条件的，指挥部提出调整应急响应级别建议，报同级人民政府批准后实施。应急响应级别调整后，事故相关地区人民政府应当结合调整后级别采取相应措施。评估认为符合响应终止条件时，指挥部提出终止响应的建议，报同级人民政府批准后实施。

上级人民政府有关部门应当根据下级人民政府有关部门的请求，及时组织专家为食品安全事故响应级别调整和终止的分析论证提供技术支持与指导。

六、食品安全风险交流与事故信息发布

（一）食品安全风险交流

食品安全风险交流，是指各利益相关方就食品安全风险、风险所涉及的因素和风险认知相互交换信息和意见的过程。食品安全风险交流工作以科学为准绳，以维护公众健康权益为根本出发点，贯穿食品安全工作始终，服务于食品安全工作大局。开展食品安全风险交流坚持科学客观、公开透明、及时有效、多方参与的原则。

（二）舆情监测与应对

食品安全事故发生后需要及时了解利益相关方需求，加强内外部协作和信息管理，建立通畅的信息发布和反馈渠道，完善信息管理制度，明确信息公开的范围与内容，明确信息发布的人员、权限以及发布形式，确保信息发布的准确性、一致性。互联网是舆情的主要来源，包括门户网站、食品安全相关机构网站、论坛、博客、微博、微信公众号等。广播、电视、报纸、投诉举报、公众信息咨询等也可以作为重要舆情来源。面对舆情需要制定预案，分级响应；客观公正，科学合理；快速反应，及时报告；综合判断，灵活处置。舆情监测与应对的主要内容如下。

（1）开展舆情监测，搜集舆情信息及利益相关方诉求。

（2）舆情研判，内容包括舆情定性、分析舆情敏感因素、传播特征及趋势、可能存在的炒作或恶意竞争因素等。筛选出的重点舆情可进行技术分析，提出应对建议，必要时召集相关领域专家进行专题研究。

（3）拟定有针对性的风险交流口径，并通过适宜的形式、时机和渠道发布信息。

（4）跟踪舆论反应，适时对应对措施进行调整和修正。

（三）食品安全信息发布

公布食品安全信息，应当做到准确、及时，并进行必要的解释说明，避免误导消费者和社会舆论。

（1）国家建立统一的食品安全信息平台，实行食品安全信息统一公布制度。国家食品安全总体情况、食品安全风险警示信息、重大食品安全事故及其调查处理信息和国务院确定需要统一公布的其他信息由国务院食品安全监督管理部门统一公布。

（2）食品安全风险警示信息和重大食品安全事故及其调查处理信息的影响限于特定区域的，也可以由有关省、自治区、直辖市人民政府食品安全监督管理部门公布。未经授权不得发布上述信息。

（3）县级以上人民政府食品安全监督管理、农业行政部门依据各自职责公布食品安全日常监督管理信息，县级以上人民政府食品安全监督管理部门发现可能误导消费者和社会舆论的食品安全信息，应当立即组织有关部门、专业机构、相关食品生产经营者等进行核实、分析，并及时公布结果。

（4）任何单位和个人不得编造、散布虚假食品安全信息。

七、政府对食品安全事故处置实施的管辖

（一）属地化管辖

依照《突发公共卫生事件应急条例》的规定，县级以上地方人民政府相关部门，具体负责本辖区内突发食品安全事件的调查、控制和其他相关工作。

（二）跨辖区事故的管辖

发生跨辖区的食物中毒事故调查的管辖，一般应遵循下列要求。

（1）首次接到报告的监督部门（首接部门），接报后应当迅速赶赴现场进行调查。

（2）食品安全事故的调查由肇事者所在地区的监督部门（责任部门）主要负责。

（3）病人所在地、治疗病人医院所在地、不合格食品流入地和其他与事故发生有关地的监督部门（协助部门）协助调查。病人所在地和治疗病人医院所在地的监督机构协助进行流行病学调查；不合格食品流入地和其他与事故发生有关地的监督部门协助进行事故原因调查。

（三）指定管辖

多个监督机构具有管辖权的，上级部门可指定其中一个监督机构作为责任部门，其他部门为协助部门；上级部门也可根据具有管辖权部门的请求，或根据调查处理工作的需要，直接调查或指定某个部门为责任部门。

八、食品安全事故单位的基本法律义务

食品安全事故处理单位也应该遵循政府食品安全应急预案的原则。此外，在《中华人民共和国食品安全法》中明确提到。

（1）发生食品安全事故的单位应当对导致或者可能导致食品安全事故的食品及原料、工具、设备、设施等，立即采取封存等控制措施。

（2）任何单位和个人不得拒绝、阻挠疾病预防控制机构开展流行病学调查。有关部门应当对疾病预防控制机构开展流行病学调查予以协助。

（3）有发生食品安全事故潜在风险的，应当立即停止食品生产经营活动，并向所在地县级人民政府食品安全监督管理部门报告。

（4）发生食品安全事故的单位应当立即采取措施，防止事故扩大。事故单位和接收病人进行治疗的单位应当及时向事故发生地县级人民政府食品安全监督管理、卫生行政部门报告。

（5）任何单位和个人不得对食品安全事故隐瞒、谎报、缓报，不得隐匿、伪造、毁灭有关证据。

第二节　餐饮企业食品质量与安全事故应急预案

一、食品质量与安全应急预案对企业的重要性

地方人民政府制定的食品安全应急预案通常会对企业食品安全应急提出一定的要求，例如《苏州市食品安全事故应急预案》要求："各食品生产经营企业应根据自身情况，编制本企业的食品安全事故应急预案，报当地县级食品药品监管部门备案。"《昆明市食品安全事故应急预案》要求："大型经营性餐厅、学校、食品生产加工企业、大型超市等生产经营单位制定食品安全事故应急预案，报所在地县级食品安全监管部门备案。"河南许昌市还专门出台了《餐饮服务食品安全事故调查处置及应急管理办法》。

在食品安全方面，我国制定了《中华人民共和国食品安全法》。在产品质量方面，全国人民代表大会常务委员会还制定了《中华人民共和国产品质量法》《中华人民共和国农产品质量安全法》等涉及产品质量的法律。

在市场经济和信息日益发达的今天，质量对于一个企业的重要性越来越强，产品质量的好坏是企业有没有核心竞争力的体现之一，提高产品质量是保证企业占有市场，从而能够持续经营的重要手段。一个企业想做大做强，在增强创新能力的基础上，努力提高产品和服务的质量水平是重要的辅助手段。质量在今天之所以变得比过去更加重要，是因为市场环境同商品紧缺时代相比，已经发生了根本性的变化，只要能生产出来就能卖出去的年代已经一去不复返了。成功的企业无一例外的重视产品和服务的质量。

可以说，能否保证食品的质量和安全既涉及企业是否合法经营，又直接关系到企业自身的生死存亡。餐饮企业制定食品质量与安全应急预案，一方面可以衔接政府对食品安全管理的要求；另一方面也可以使企业遇到质量和安全事故有章可循，也是企业保证和持续改进产品质量的重要保证。

二、企业制定食品质量与安全应急预案的注意事项

（一）衔接性

企业制定食品安全应急预案需要注意和政府法律、法规、标准和部门规章等强制性文件

的衔接性。

相关强制文件可以分为两个层面收集和综合分析，确保企业制定的食品安全应急预案符合相关强制要求：国家及相关部委层面出台的强制性规范文件，如《中华人民共和国食品安全法》《中华人民共和国食品安全法实施条例》《国家食品安全事故应急预案》《中华人民共和国突发事件应对法》《突发公共卫生事件应急条例》《国家突发公共卫生事件应急预案》《中华人民共和国传染病防治法》《中华人民共和国产品质量法》《中华人民共和国农产品质量安全法》；地方（含省、自治区、市、区和县）出台的相关的紧密要求（一般情况地方都会制定配套的措施，特别是在食品安全应急预案方面，地方政府从省级到区、县级都会制定食品安全事故应急预案）。

关于企业制定食品质量与安全应急预案具体参考哪些强制要求，既需要考虑到国家及部委的要求，又要考虑到地方的要求，具体参考的法律、法规等规范性文件需要视具体情况搜集整理，但一般收集关于食品安全的、质量的，关于应急管理类的规范性文件即可。无论如何，企业制定的食品质量与安全应急预案必须做好与政府要求的衔接。

（二）有效性

企业制定的食品质量与安全应急预案需要具备快速响应、有效运转的特点，它既涉及人，又涉及财和物。因此，企业制定食品质量与安全应急预案需要根据自身情况，编制本企业的食品质量与安全事故应急预案，不能照搬硬套，更应防范形式主义。为了检验应急预案的有效性，企业还可以定期组织应急演练，使从业人员掌握应急处置相关程序，提高质量与食品安全事故应对能力。

（三）意识站位

餐饮食品一般以手工制作为主，标准化程度比较低。因为在食品安全方面政府制定了相关强制要求，餐饮企业近几年通常都会按要求设置“食品安全管理员”，但在其他质量指标方面相对要求还比较低，形成系统质量管理体系的相对还比较少。在酒店中，“食品安全经理”一般编制在管事部，主要负责食品安全的相关事项，而菜品的其他质量控制主要存在于厨房，由总厨或厨师长负责。鉴于食品质量和安全的紧密关系及其对企业发展的重要性，如果有合适人选，建议将这两方面的管理进行整合，全面推动餐饮企业食品质量和安全的发展。鉴于食品质量与安全的重要性，同时也由于餐饮企业食品质量与安全相对于标准化工业企业产品质量的不稳定性，餐饮企业更应该建立质量与安全的应急预案，这需要餐饮企业领导较高的站位和相应人力资源的供给。

三、企业食品质量与安全应急预案制定参考构架

企业食品质量与安全应急预案的制定需要查阅政府要求，同时结合企业自身情况进行制定，可以参阅政府部门相关应急预案的架构撰写，也可根据自身情况拟定架构。

（一）总则（建议制定）

1．编制目的（可省略）

阐明本企业编制企业食品质量与安全应急预案的价值、作用、目标和期望结果等。

2．依据（建议制定）

依据的法律、法规、标准、部门规章、地方性法规、地方规章等规范性文件。

3．事故分级（建议制定）

通常根据食品质量与安全事故的严重和紧急程度进行分级。食品安全事故分级和其他质量事故分级可以分开制定，食品安全事故分级可以参照地方食品安全应急预案进行；其他质量事故分级可企业内部制定，以便于企业内部进行不同级别的响应和处理。

4．事故处置原则（建议制定）

原则是行事所依据的准则，可以指导企业相关人员更好地进行决策和采取行动。

（二）组织机构及职责（建议制定）

食品质量与安全事故应急组织一般需要包含指挥决策、沟通协调和工作实施等功能。根据企业规模和组织功能可以分成若干机构。比如可以设置指挥部（负责指挥和决策）、指挥部办公室（负责沟通协调工作及兼任应急保障工作，大型食品生产经营企业可设置，中小型可不设置）、工作组（负责具体工作的实施，大型食品生产经营企业工作组可以再细分成事故调查组、危害控制组、医疗救治组、新闻宣传组、专家组等，中小型食品生产经营企业无需划分）。

编制的组织机构要进行明确的职责描述，最终要对应到具体的负责人。特别涉及按政府要求上报的，要明确相关负责人，在时限内进行事故的上报。

（三）响应条件和应急处置流程（建议制定）

食品生产经营企业应该建立有效的食品质量与安全自查制度，定期对企业食品质量与安全状况进行自查，排查食品质量与安全隐患，及时分析、研判和处置。如果发生食品质量与安全事故（事件），相关负责人需根据食品质量与安全事故（事件）的危害程度和影响范围等因素，进行企业内部上报，经研判后确定响应级别和响应措施，按程序处理。

处置流程是企业食品质量与安全应急预案的核心之一，需要根据政府要求和企业的具体情况确定合理的流程，以保证食品质量与安全事故（事件）处理的合法和高效。对于不构成政府部门认定的食品质量与安全事件，确定好企业内部的响应级别和流程，确保企业资源的使用效率。

（四）信息报告制度（建议制定）

企业应建立健全食品质量与安全事故信息报告制度，明确报告的负责人、程序、内容及时限，强化责任意识，提高事故信息报告的时效性、规范性和准确性。

报告食品质量与安全事故信息时，应包括信息来源、事故发生时间地点、当前状况、危害程度、先期处置措施等要素。根据事故发展情况可进行多次报告，报告信息主要包括事故进展、发展趋势、后续应对措施、调查详情、原因分析等要素。事故应急处置结束后，应进行信息汇总。汇总信息应包括事故概况、调查处置过程、事故性质、责任认定、追溯或处置结果、整改措施和效果评价等要素。

（五）食品质量与安全奖惩制度（建议制定）

制定对在食品质量与安全事故应对工作中作出突出贡献的部门和个人表彰和奖励制度；对在处置食品质量与安全事故中玩忽职守、失职、渎职的，或迟报、漏报、瞒报、谎报食品质量与安全事故重要情况信息的人员，制定追究惩罚制度。

（六）总结评估（可选制定）

食品质量与安全事故（事件）处置工作结束后，企业相关部门应系统总结，查明事故发生的经过和原因，对食品质量与安全事故应急处置工作开展情况和效果进行评估，制定改进措施，对企业食品质量与安全控制的薄弱环节进行改进。

正如在上文中提及的，企业制定食品质量与安全应急预案没有固定的格式，既可参考政府部门制定的食品安全应急格式，又可以根据企业具体情况制定，但都要围绕与政府要求的衔接性，也要考虑企业的具体情况和应急预案的有效性。

·思考与练习题·

1. 政府食品安全事故应急预案是怎么分级响应的?

2. 食品安全事故发生处置原则是什么，餐饮企业如果发生食品安全事故有什么法律责任?

3. 尝试为一个五星级酒店的厨房制定一份食品安全应急预案。

第七章 CHAPTER 7 餐饮食品质量与安全管理技术体系

第一节 GMP、SSOP、ISO和HACCP

在《中华人民共和国食品安全法》中提到，国家鼓励和支持食品生产经营者为提高食品安全水平采用先进技术和先进管理规范，鼓励食品生产经营企业符合良好生产规范要求，实施危害分析与关键控制点体系，提高食品安全管理水平。餐饮企业不但需要依法遵守国家各项法规和标准，还要从企业内部自觉建立食品安全保证体系。对于餐饮服务提供者来说，国家的食品法规、强制标准等都是外部先行设计好的，采取强制手段要求企业执行。为了加强企业内部管理、提高竞争力，餐饮企业应建立自主、有针对性的和有可操作性的食品安全保证体系，如良好操作规范（GMP）、卫生标准操作程序（SSOP）、ISO 9000标准质量体系、ISO 22000食品安全管理体系、危害分析和关键控制点体系（HACCP）等制度和规范体系。

一、良好操作规范（GMP）

（一）GMP（Good Manufacturing Practice）的含义与应用

食品的良好操作规范是为保障食品卫生和安全而制定的贯穿食品生产全过程的技术措施和体系。该规范以企业为核心，对包括食品生产、加工、贮存、包装、运输等在内的食品生产加工企业涉及建厂设计、产品开发、产品加工、卫生设施、人员的卫生要求与培训、仓储和运输、生产管理制度等方面的卫生与安全管理和控制做了详细的规定。GMP是国际上普遍推荐使用的用于食品生产的管理体系，它要求食品生产企业具备良好的生产工艺设备、合理的生产过程、完善的质量管理和严格的检测系统，以确保终产品的质量符合安全标准。从GMP适用范围来看，现行的GMP可以分为具有国际性质的GMP、国家权力机构颁布的GMP、行业组织颁布的GMP、食品企业自己制定的GMP。

制定和实施GMP的目的与意义主要是防止食品在不卫生、不安全或可能引起污染及腐败变质的环境下进行加工生产，避免食品制造过程中人为的错误，控制食品污染及变质，建立完善的食品生产加工过程卫生保证和食品安全管理制度，以确保食品卫生和安全满足相关标准要求，也可以提高产品质量的稳定性。一方面可以确保食品卫生质量，保障消费者利益；另一方面可以促进食品企业卫生与安全管理的科学化和规范化，提高食品行业整体素质，为ISO 9000和HACCP的实施打下良好基础。

（二）GMP的内容

GMP总体内容主要包括机构与人员、厂房和设施、设备及卫生管理、文件管理、物料控制、生产控制、质量控制、贮存与销售管理等方面内容。从管理的角度看，GMP可以分为质量控制系统和质量保证系统两大方面，即对原材料、中间品、产品的质量控制系统和对影响产品质量、生产过程中易产生的人为差错和污染等问题进行系统的管理的质量保证系统。GMP也可以从硬件和软件系统的角度，划分为由人员、厂房、设施、设备构成的硬件系统和由组织机构、组织工作、生产技术、制度文件、教育等构成的软件系统。

GMP简单地理解为一种包括4M管理要素的质量保证制度，即选用规定要求的原料（material），以合乎标准的厂房设备（machines），由胜任的人员（man），按照既定的方法（methods），制造出品质既稳定又安全卫生的产品的一种质量保证制度。

二、卫生标准操作程序（SSOP）

SSOP（Sanitation Standard Operating Procedure）是食品加工企业为了保证达到GMP所规定的要求，确保加工过程中消除不良因素，使其所加工的食品符合卫生要求，指导食品生产加工过程中如何实施清洗、消毒和卫生保持的作业指导文件。在某些情况下，SSOP可以减少在HACCP计划中关键控制点的数量，使用SSOP减少危害控制而不是HACCP计划，不减少其重要性或显示更低的优先权。实际上危害往往是通过SSOP和HACCP关键控制点的组合来控制的，SSOP是食品生产和加工企业建立和实施HACCP计划的重要的前提条件。一般来说，涉及产品本身或某一加工工艺、步骤的危害是由CCP来控制，而涉及加工环境或人员等有关的危害通常是由SSOP来控制比较合适。在有些情况下，一个产品加工操作可以不需要一个特定的HACCP计划，这是因为危害分析显示没有显著危害，但是所有的单位都必须对卫生状况和操作进行监测。

（一）SSOP的内容

SSOP至少应包括以下八项内容。

1．与食品接触或与食品接触物表面接触的水（冰）的安全

生产用水（冰）的卫生质量是影响食品卫生的重要因素之一。餐饮服务提供者一个完整的SSOP，首先要考虑与食品接触或与食品接触物表面接触的水（冰）的来源、处理和贮存应符合有关规定，并要考虑非生产用水及污水处理的交叉污染问题。

2．与食品接触的表面（包括设备、手套、工作服）的清洁度

保持食品接触表面的清洁是为了防止污染食品。与食品接触表面一般包括直接（设备、工器具和台案、人员的手或手套、工作服等）和间接（未经清洗消毒的冷库、卫生间的门把手、垃圾箱等）两种。

3．防止发生交叉污染

交叉污染是通过生的食品、食品加工者或食品加工环境把生物或化学的污染物转移、扩散到食品的过程。此方面涉及预防污染的人员要求、原材料和熟食产品的隔离和厨房预防污染的设计。

4．手的清洗和消毒，卫生间设施的维护与卫生保持

手的清洗和消毒的目的是防止交叉污染。卫生间需要进入方便、卫生和良好维护，具有自动关闭、不面向加工区的门。这关系到空中或飘浮的病原体或寄生虫进入加工区。

5．防止食品被污染物污染

餐饮服务提供者经常要使用一些化学物质，如燃料、杀虫剂、清洁剂、消毒剂等，生产过程中还会产生一些污物和废弃物，如冷凝物和地板污物等。下脚料要加以控制，防止污染食品及包装。关键卫生条件是保证食品、食品包装材料和食品接触面不被生物的、化学的和物理的污染物污染。

6．有毒化合物的处理、贮存和使用

食品加工可能会涉及特定的有毒有害物质，这些有害有毒化合物主要包括：洗涤剂、消毒剂（如次氯酸钠）、杀虫剂、食品添加剂（如硝酸钠）等。使用时必须小心谨慎，按照产品说明书使用，做到正确标记、贮存安全，否则会导致企业加工的食品被污染的风险。

7．员工的健康与卫生控制

餐饮食品加工者是直接接触食品的人，而且相比其他行业往往和食品接触更紧密，其身体健康及卫生状况直接影响食品卫生质量。科学规范的员工健康管理才能减少由此带来的污染。

8．虫害的防治

害虫主要包括啮齿类动物、鸟和昆虫等可携带病原菌的动物。害虫极易作为媒介传播食源性疾病，因此虫害的防治对餐饮加工是至关重要的。食品和食品加工区域内保持卫生并采取相关的隔离措施是控制害虫的关键。

三、ISO 9000和ISO 22000

ISO（International Organization for Standardization）是国际标准化组织的英文缩写，是标准化领域中的一个国际性非政府组织。ISO成立于1947年，是全球最大最权威的国际标准化组织，全体大会是ISO最高权力机构，理事会是ISO重要决策机构，中国是ISO常任理事国。ISO制定的质量管理和质量保证系列国际标准帮助组织建立、实施并有效运行质量保证体系，是质量保证体系通用的要求或指南。可供餐饮业借鉴使用的ISO标准主要是ISO 9000标准质量体系、ISO 14000环境管理体系和ISO 22000食品安全管理体系，其中ISO 9000族和ISO 22000在餐饮企业质量和安全管理中最为常用。

（一）ISO 9000标准质量体系

ISO 9000系列标准产生是制造业发展的需要。ISO 9000系列标准是国际标准化组织（ISO）所制定的关于质量管理的一系列国际标准。它是在总结各个国家在质量管理成功经验的基础上产生的。经历了由军用到民用，由行业标准到部分国家标准，进而发展到国际标准的发展过程。

随着国际贸易的不断发展，不同国家、企业之间频繁的技术合作、经验交流和贸易交往需要有统一的认识和共同遵守的质量规范，这就促进了国际标准的形成。ISO 9000系列标准的产生是国际上经贸往来发展的需要。

（二）ISO 22000食品安全管理体系

从20世纪50年代后期，美国宇航局（NASA）和食品生产企业共同开发HACCP，到20世纪后期，HACCP已经得到了广泛应用。进入21世纪，世界范围内的消费者对安全和健康的食品要求呼声越来越高，食品加工企业也要求有一个食品安全管理体系，确保生产和销售安全的食品，国际贸易也要求建立一个食品安全管理和认证体系，确认企业具有提供安全食品的能力。为了满足各方面的要求，在丹麦标准协会的倡导下，国际标准化组织协调，将相关的国家标准在国际范围内进行整合，于2005年9月1日发布了首版ISO 22000：2005标准。

食品安全管理体系的宗旨是确保整个食品链直至消费者的食品安全。该标准强调了它的通用性，适用于所有在食品链中的各种组织，无论该组织类型、规模和所提供的产品如何，包括直接或间接介入食品链中一个或多个环节的组织。标准明确了食品安全管理体系的 4 个关键要素：体系管理、相互沟通、前提方案和HACCP原理。

（1）该标准强调了组织的管理职责。组织的经营目标即是食品安全。最高管理者应承诺建立和实施食品安全管理体系并持续改进其有效性；宣传与食品安全相关的法律法规、本标准以及顾客要求；制定食品安全方针；进行管理评审；确保食品安全管理体系持续更新；确保提供各种资源；应成立食品安全小组，任命食品安全小组组长。食品安全小组应具备多学科的知识和建立与实施食品安全管理体系的经验。

（2）该标准强调了沟通，包括外部沟通和内部沟通。在外部沟通方面，组织应制定、实施和保持有效的措施，以便与供方和承包方、顾客或消费者、立法和执法部门等方面进行沟通，确保能够获得充分的食品安全方面的信息。在内部沟通方面，组织应制定、实施和保持有效的安排，以便与有关人员就影响食品安全的事项进行沟通。

（3）前提方案是指在整个食品链中为保持卫生环境所必需的基本活动，以适合生产，处置和提供安全终端产品和人类消费的安全食品。前提方案为良好农业条件和规范（GAP）、良好加工操作规范（GMP）、良好卫生规范（GHP）等。操作性前提方案是指为减少食品安全危害因素在产品或产品加工环境中引入、污染或扩散的可能性，通过危害分析确定的基本前提方案。

（4）HACCP是通过危害分析，然后确定关键控制点，确定关键限值来控制危害的控制措施。标准将HACCP原理作为方法应用于整个体系，明确了危害分析作为实现食品安全的核心地位，将HACCP计划与前提方案、操作性前提方案动态地结合在一起。

ISO 22000质量保证体系是完整、规范、程序化的食品安全控制体系。企业采用ISO 22000质量保证体系可以明显提升食品安全工作，提高市场竞争力，餐饮企业取得的ISO 22000认证在签订合同时被视为对食品安全工作的有力保障。

四、危害分析和关键控制点体系（HACCP）

HACCP（Hazard Analysis Critical Control Point）是保证食品安全的预防性控制体系。食品法典委员会对HACCP的定义是：鉴别、评价和控制对食品安全至关重要的危害的一种体系。我国《食品工业基本术语》（GB/T 15091—1994）对HACCP的定义是：生产（加工）安全食品的一种控制手段，对原料、关键生产工序及影响产品安全的人为因素进行分析，确定加工过程中的关键环节，建立、完善监控程序和监控标准，采取规范的纠正措施。这一管理体系不仅广泛地应用于食品生产企业，而且也适用于餐饮食品加工与服务。

餐饮企业建立HACCP包括以下步骤。

1．组成HACCP工作小组

这个工作小组的成员是来自企业和食品安全管理有关的各主要部门和单位代表，他们中间应包括有熟悉生产工艺和设备的厨房技术人员和具备食品安全管理知识的人员，最好经过有关HACCP原理及应用知识的学习。

2．收集和掌握制订HACCP计划所需的有关资料

收集的资料包括：食品处理区和附属用房图；设备布局情况和特点；生产工序流程情况，产品在各工序间停滞时间等；工艺技术参数，尤其是时间、温度和产品滞留时间；加工过程中产品的流向，是否有交叉污染的可能；加工现场清洁区和非清洁区、设备和工器具的清洁方法、厨房环境卫生等。

3．进行产品描述

餐饮业加工经营的各类菜点与一般的工业食品相比，加工工艺更为复杂，品种更为繁多且标准化程度低，在描述产品时应包括产品的成分、产品理化特性、加工的方法、贮存条件和时限等。

4．绘制产品加工流程图

每个产品绘制一张加工流程图，从原料采购、加工到消费者食用、配送的全部过程和加工步骤的详细描述，它需要表明产品加工过程的起点、中间各加工步骤和终点，确定了进行危害分析和制定HACCP计划的范围。流程图绘出来后，应到生产现场去进行核实查证，以免遗漏。生产流程图必须非常详细，使HACCP小组成员能跟随从原料到终端产品加工的每个步骤，并运用共同的知识来分析产品的潜在危害。

5．进行危害分析并确定相应的控制措施

可分三步进行：找出潜在危害；判断潜在危害是不是显著危害；确定控制危害的相应措施。

6．识别关键控制点（CCP）

显著危害确定之后，就要找到需要通过HACCP计划实施监控的关键控制点。这里要说明的是，关键控制点是对显著危害具体实施监控的生产环节，它可能包括一个或几个工序，这里要注意的是，不要将关键控制点与生产过程的其他质量控制点相混淆，尽管它们有时会有重叠，然而它们所监控的对象是不同的。关键控制点的选择应注意体现“关键”两个字，应避免设点太多，否则就会失去控制的重点。值得一提的是，完善的SSOP可以有效地减少CCP的数量。

7．建立关键限值（CL）

必须对在危害分析中建立的每个CCP设立关键限值（CL）。关键限值是与一个CCP相联系的每个预防措施所必须满足的标准，它是确保食品可接受与不可接受的界限。每个CCP必须有一个或多个关键限值，当加工偏离了关键限值时，应采取纠正措施以确保食品安全。CL常用一些物理的（时间、温度、厚度、大小）、化学的（ pH、水活度值、盐量浓度）指标。CL应不低于相关的国家标准、法律法规要求。CL应具有科学依据。正确的关键限值需要通过实验或从科学刊物、法律性标准、专家及科学研究等渠道收集信息，予以确定。

8．对关键控制点进行监控（M）

监控是对每个CCP点对应的CL的定期测量或观察，以评估一个CCP是否受控，并且为将来验证时提供准确的记录。

9. 建立纠正措施（CA）

纠正措施是在关键控制点（CCP）上监控结果表明失控时所采取的任何措施。它由两部分组成：一是纠正和消除偏离的原因。使CCP恢复控制，防止偏离再发生。必要时，调整加工工艺，修改HACCP；二是隔离、评估发生偏离期间生产的产品，并进行处置。

纠正措施的目的必须使CCP重新受控。纠正措施既应考虑眼前须解决的问题，又要提供长期的解决办法。眼前方法主要用于恢复控制，并使加工在不再出现CL值偏离或出现意料下重新开始，但仍须确定偏离的原因，防止其再次发生。

10. 建立文件和记录档案

文件和记录档案是HACCP计划的重要部分。记录提供了关键限值得到满足或当关键限值发生偏离时所采取的适用的纠正措施。同样地，记录也为加工过程调整、防止CCP失控提供了监控手段。记录应明确显示监控程序已被遵循，并应包括监控中获得的真实数值。

11. 建立验证程序（V）

验证的目的是保证HACCP计划的有效性，即计划是建立在严谨的、科学的基础之上，足以控制产品和工艺过程中出现的危害，而且这种控制正被贯彻执行着。验证的内容包括对CCP的验证和对HACCP的验证。

五、GMP、SSOP、ISO和HACCP的关系

（一）GMP与SSOP的关系

GMP把保证食品质量的工作重点放在从原料的采购到成品及其贮存运输的整个生产过程的各个环节上，而不是仅仅着眼于最终产品上。SSOP是根据GMP中的有关卫生方面的要求而制定的卫生标准操作程序，是GMP中卫生方面的要求的具体化。食品企业如果只建立了包含8个主要卫生方面的SSOP及其对应的GMP条款，而不遵守其余的GMP条款，所生产的产品不能声称符合GMP标准。GMP通常由政府以部门规章、强制性标准形式发布，而SSOP是技术性指导性文件，不是由政府部门发布。

（二）HACCP与SSOP和GMP的关系

SSOP是制订和实施HACCP的基础和前提条件，SSOP既能控制一般危害又能控制显著危害，而HACCP仅用于控制显著危害。建立HACCP必须提前制订和实施SSOP，所以食品企业只建立HACCP而不制订和实施SSOP，可能会由此造成食品安全事故。因为SSOP是维护卫生状况的程序，与整个加工区域有关；HACCP的监测与控制是建立在危害分析基础上的，大多是针对SSOP或后续的加工步骤无法消除或降低的危害而进行的。在食品安全问题的控制上，特别是在危害分析与关键控制点的控制上，HACCP比SSOP具有明显的优势。通过8个主要卫生方面SSOP的制定和实施可以在一定程度上保证食品的安全性，但HACCP中危害分析与关键控制点的相关内容将为食品安全提供更为有力的保障。

一些由SSOP控制的显著危害在HACCP中可以不作为CCP，而只由SSOP控制。从而使HACCP中的关键控制点更简化，使HACCP更具针对性，避免了HACCP因关键控制点过多增加了操作的复杂性。当SSOP被包含在HACCP中时，HACCP变得更为有效。因为它不仅能关注加工厂的环境卫生危害影响，还能关注与食品和加工环节的相关其他危害因素。SSOP

侧重于解决卫生问题，HACCP更侧重于控制食品的安全性，而良好的GMP是食品企业得以规范运行的先决条件。

HACCP必须建立在良好的GMP和SSOP的基础之上。企业的良好卫生状况只有与GMP、SSOP有机结合，HACCP才能更完整、更有效实施。HACCP已在全球食品界得到广泛认可与大力推广，国际标准也全面采用HACCP。国际食品贸易采用HACCP为主的质量保证已成大势所趋。当然，任何事物都是发展变化的。新出现的食品风险分析（risk analysis）体系也许是HACCP之后的更完善的质量保证方法，但是被全球的食品业接受应用尚需时日。良好操作规范（GMP）和卫生标准操作程序（SSOP）是建立HACCP的前提性条件或基础程序。HACCP的基础程序一般都要符合政府的卫生法规、行业的作业规范、GMP或SSOP规程等。GMP、SSOP和HACCP的关系可以用图7-1表示。

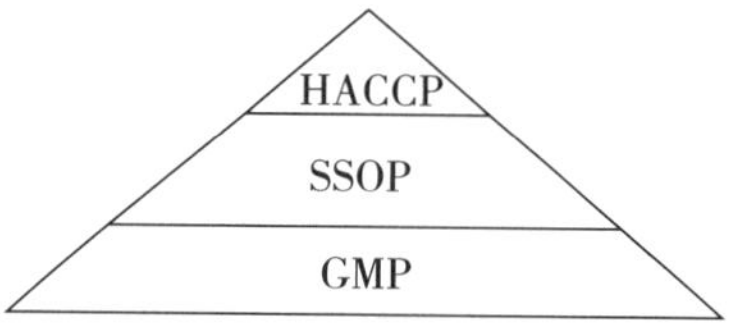

图7-1　GMP、SSOP和HACCP的关系

（三）HACCP与ISO 9000、ISO 22000的关系

有人认为，以食品工业而言，若将ISO 9000族和HACCP两种制度结合，即以ISO 9000质量保证系统为通则，以HACCP规范为导则的模式相结合，并不会出现矛盾，而有相辅相成之功效，一个企业若能同时实施HACCP及ISO 9000质量保证制度，则其产品不但能满足顾客需求，同时更进一步确保了消费者的安全。

企业获得ISO 9000证书会有利于加快HACCP认证步伐，但不能代替危害分析也不能代替HACCP计划，即ISO 9000不能代替HACCP担负解决产品安全的任务，欧盟则要求涉及水产品运往欧盟业务的加工商须执行HACCP的要求。HACCP与GMP、SSOP、ISO 9000的关系如图7-2所示。

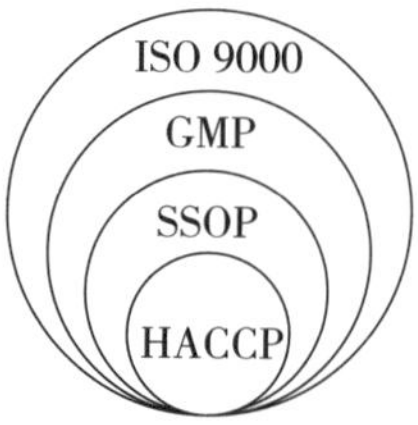

图7-2　HACCP与GMP、SSOP、ISO 9000的关系

HACCP作为一个系统化的方法，是食品生产加工业确保食品安全的基础，其作用是防止食品生产过程（包括制造、储运和销售）中食品有害物质的产生。HACCP不是依赖对最终产品的检测来确保食品的安全，而是将食品安全建立在对加工过程的控制上，以防止食品产品中的可知危害或将其减少到一个可接受的程度。

ISO 22000标准是一个适用于整个食品工业链的食品安全管理体系。它将食品安全管理

品时应包括原料、加工人员、加工环境与设备、加工工艺、盛装过程及容器、备餐与供餐条件等。

3．资料搜集整理

本部分主要指产品描述外的资料搜集，主要指QACCP体系技术构件，即相关法律、法规、规章、行政规范性文件、标准、内部工艺流程等资料。搜集的资料需要进行分类编码、整理整合和简化。

4．识别、确定用途和消费者

在QACCP的文件资料中应清楚指出产品的正常预期用途和可能的最终消费者。基于消费者对产品的使用期望，识别和确定产品用途如外卖、堂食等。

不同的消费者对质量的理解和要求存在差异，有些消费者注重菜品味道，有些消费者可能更注重菜品的美观。此外，针对特殊食品比如含过敏原或者使用按照传统既是食品又是中药材的物质的餐饮食品，需要特别明确具体的消费者，否则就有可能引发食品安全事故或质量投诉。

便捷的投诉渠道建立也是QACCP验证和纠偏的信息来源之一，从消费者关于产品质量的投诉记录，可以查看引起消费者对质量不满意的原因，如果消费者投诉涉及可控制的质量指标，则需审查纠偏行动和验证纠偏行动的有效性。

5．制售流程图制作

制售流程图对产品从原料采购直至消费者食用进行了详细描述，它表明了产品起点、终点和中间各环节。确定QACCP计划的范围，是QACCP计划的基本组成部分。流程图的制作刚开始需要非常详细，生产和到消费每一步移动都必须标出，以便QACCP工作组成员能够运用他们共同的知识来分析产品质量的潜在影响因素。在质量影响因素分析评估完成后，制售流程图可简化以便于CCP的标识。

6．确认流程图与流程标准化

将流程图与实际制售过程进行比较，在不同时间段抽查制售流程，以确保该流程图的有效性，所有QACCP实施人员都要参与该流程图的确认工作。QACCP工作组应实质性的“遍历”整个制售过程，即从原料采购直至消费的整个过程。QACCP工作组最终需取得一致意见，即确定该流程图是否清楚描绘了实际的制售过程。

影响餐饮食品质量的因素众多，加上餐饮特别是中餐的标准化程度相对比较低，这会给QACCP的实施带来一定的困难。因此，QACCP的成功实施应该和餐饮生产的标准化结合起来。工艺标准过程需要用到QACCP技术构件资料，同时也是餐饮制售流程的再造过程。

7．质量波动分析与防控措施

餐饮食品制售环节中销售环节相对简单，而生产环节涉及影响质量因素较多且控制难度较大。任何一个生产过程，总存在着质量波动。影响过程（工序）质量的主要因素有人将其总结为六方面：人（操作者的技术水平及熟练程度，心理状态等）、机器（加工设备稳定性等）、原材料（材料质量指标的波动）、方法（加工工艺、操作规程等）、测量（对质量指标的测量是否标准、正确）、环境（加工地点的温度、湿度、照明、清洁程度等）。质量的波动可以分为两类：①正常波动。正常波动是由偶然、不可避免因素在可接受范围内变动引起的，是质量管理中允许的波动。此时的工序处于稳定受控状态。如设备的固有振动、员工操作的微小不均匀、原材料中细微化学成分的波动、检测误差等。这种偶然因素是固有的、始终存在而不可避免的，对质量的影响较小，又难以测量，消除它们成本大，技术上也难以达到，也没必要。②异常波动。异常波动是由系统因素引起的，是质量管理中不允许的波动。此时的工序处于不稳定的非受控状态。对这样的工序必须严加控制。如配方错误、设备故障、员工违反操作规程、原料质量不合格、计量仪器故障等。这种异常因素是有时存在，有时不存在，但对质量波动影响大，常常超出了质量要求范围。这种质量波动易于判断产生原因并必须消除。

QACCP是具有产品、工序和企业特异性的，不同的产品存在许多不同的质量波动因素，同一制品不同的加工方式导致质量波动的因素不同，我们可根据本教材第一章提到的质量管理工具进行分析。

8．确定关键控制点（CCP）

关键控制点是指一个能够实施控制措施的步骤，该步骤对于预防和消除一个食品质量异常波动或将其减少到可接受水平非常关键。CCP将控制因素或控制变量称为可实施的控制措施。控制措施即是指能够预防或消除一个食品质量异常波动，或将其降低到可接受水平的任何措施和行动。每一个显著质量异常波动因素必须采取控制措施减少其发生的可能性。控制措施依赖食品质量控制系统的可靠性。

9．建立关键限值（CL）

设定关键限值是紧紧跟随QACCP体系建立过程中质量波动分析和确定关键点的。需要指出的是，在危害关键控制点关键限值中常常确定最大值或最小值，而在QACCP中往往需要同时确定最大值和最小值，有时还要确定他们的平均值。比如，某道菜品的烹制时间就需要控制在一定范围内，即具有最低和最高多长时间。

确定关键限值应该遵循有效、简单和经济的原则。关键界限过严，既不经济也没必要，限制过松则达不到质量控制要求，因此一个科学的关键限值的确定往往需要大量的科学数据作为依据。

10．关键控制点监控

关键控制点的有效监控是QACCP系统运行成功的关键。有效的监控程序必须被建立起来，并用于保证关键限值不被逾越。为了建立和有效地处理监控程序，有些诸如什么人、干什么、在哪里、为什么、何时和怎样干等问题必须事先回答。

在QACCP系统里，监控是定期的测试、观察，并进行记录、报告每一个关键控制点的情况。用于各个关键控制点的监控程序必须是特定而有效的。监控所做的主要工作就是收集数据，随后从数据中获得信息，根据所获得的信息做出基本的决定或采取正确的行动。监控也可以为生产流程是否处于可控提供早期的预警，在生产流程出现偏差时，可以帮助减少或防止产品的损失。

监控可以通过关键控制点的观察或测量的方式来完成。观察一般给予控制的定性指标，而测量的结果则直接得出定量的指标，因此无论是选择观察还是测量或是选择两者，完全取决于新建立的关键限值或可供使用的方法。

11．建立纠偏措施

无论QACCP计划设计和落实得多么好，所建立的QACCP处理过程中可能会产生一定的偏差。一旦质量波动因素被确认，相应的关键限值程序被制定下来并且监测程序被建立，下一步需要做的就是建立纠偏行动程序。纠偏行动是当CCP点的监测显示超出限值，生产出现失控情况时所采取的行动。针对每一个CCP点都应发展出各自特定的纠偏行动计划，这是因为每一个CCP点的变化原因和变化产生的结果都不相同。

纠偏的过程首先要确认质量偏差产生的原因，然后进行纠偏行动的记录并进行QACCP计划的重新评估，确认该计划的有效性。所有采取的纠偏行动都必须记录存档。纠偏行动的记录可帮助公司确认那些反复发生的问题，也可用来评估QACCP计划是否需要修改。

12．验证程序

验证的设计主要用来帮助企业确认QACCP的作用和有效性。验证过程主要包括以下内容：通过搜集信息进行评估，判断QACCP正常实施时，是否能有效地控制食品的质量；通过对CCP制定相应的验证程序，保证所有控制措施的有效性及QACCP计划的实施过程与计划一致；检查QACCP计划所规定的各种控制措施是否有效实施。

13．记录的建立保存

在QACCP系统中，存档文件必须以正式的形式产生，书面的记录必须显示出活动已按时完成并且是根据所建立好的程序来处理的。一旦产生出记录，则正式的记录保存到系统必须得到执行，这个系统也必须以文件的辨认、贮存、回收、维护、保护和处置等为主要内容。

记录保存程序可以全面地表明质量波动因素和采取的措施，确保QACCP有效性，为管理层提供评价加工程序和控制方法的机制，辅助进行员工考核，促进员工保持规范操作。

第三节　全面质量管理

一、全面质量管理的基本概念

20世纪60年代以后，社会经济和科学技术迅猛发展，人们对产品品种、质量、服务的要求越来越高，促使了全面质量管理理论的形成与发展。实际上，食品企业的全面质量管理就是对食品质量管理各内容和任务的概括和总结。全面质量管理理论的诞生，是质量管理发展历史中的一个里程碑。

关于全面质量管理（Total Quality Control，简写为TQC），《质量管理和质量保证——术语》（ISO 8402—1994）的定义是“一个组织以质量为中心，以全员参与为基础，目的在于通过让顾客满意和本组织所有成员及社会收益而达到长期成功的管理途径。”全面质量管理实际就是企业全体人员参加的质量管理，全过程实行控制的质量管理，即企业全体职工及有关部门同心协力，把专业技术、经营管理、数理统计和思想教育有机地结合起来，建立起产品的研究设计、生产制造、售后服务等活动全过程的质量保证体系，为确保产品质量，满足用户需要，多快好省地进行研制、生产、销售和服务等一套管理工作。

二、全面质量管理的特点

（1）全面质量管理强调一个组织应以质量为中心开展活动，其他管理不能取代质量管理的中心地位。全面质量管理是一种管理途径，既不是模式，也不是框架。

（2）全面质量管理是依靠全体职工参加的质量管理，它是企业实行民主管理的一个具体体现。一个企业的产品质量，是企业各生产环节、各个部门全体职工全部工作的综合结果，因此必须充分发挥全体职工在保证和提高产品质量方面的积极作用。

（3）全面质量管理不局限于对产品的制造过程，还包括从产品的研究设计、准备、制造直到销售全过程的质量管理。也就是说，要把质量管理工作贯穿到产品生产的全过程。

（4）全面质量管理要求把管理工作的重点，从“事后把关”转移到“事先控制”上来，实行防检结合、以防为主的方针，把不合格品消灭在它的形成过程中，做到防患于未然，要做到这一点，就必须事先采取措施。

（5）强调企业为产品的消费者服务；上一生产环节为下一生产环节服务，为自己的工作对象服务。“用户是上帝”，这是全面质量管理的重要指导思想。

（6）全面质量管理是现代科学技术和现代企业化大生产发展的产物，要求质量管理工作必须把现代的科学技术新成就和科学管理方法应用到管理中去，实现质量管理的科学化和现代化。

三、全面质量管理的要求

（一）全过程的质量管理

产品质量是生产周期全过程的成果。全过程的质量管理包括从市场调查、设计、生产、销售直到售后服务等过程的质量管理。把产品质量形成的全过程的各个环节加以管理，形成一个综合性的质量管理工作体系，做到以防为主，还要求体现为顾客服务的思想。

（二）全员的质量管理

全面质量管理是必须要求企业全体员工参加到质量管理中。要实现全面质量管理既要做好全员的质量教育和培训，也要制定各部门、各级各类人员的质量责任制，要开展多种形式的群众性质量管理活动。

（三）全企业的质量管理

从质量职能角度看，产品质量职能是分散在全企业的有关部门中的，要保证和提高产品质量，就必须将分散在企业各部门的质量职能充分发挥出来。从组织管理的角度来看，每个企业都可以划分成上层管理、中层管理和基层管理。“全企业的质量管理”就是要求企业各管理层次都有明确的质量管理活动内容。由此可见，全企业的质量管理就是要求企业各管理层次都有明确的质量管理活动内容。为了有效地进行质量管理，就必须加强企业各部门之间和各管理层之间的协调，最终建立起全企业的质量管理体系。

（四）多样化的质量管理

随着现代科学技术的发展，对产品质量提出的要求越来越高，影响产品质量的因素也越来越复杂。因此，生产出高质量的产品，必须根据不同情况区别不同的影响因素，灵活地运用各种现代化的管理方法加以综合治理，客观上要求全面质量管理的方法不是单一的、机械的，而应形成多样化的质量管理方法体系。

四、全面质量管理的实施

实施全面质量管理既要领导重视和参与，又要抓思想、目标、体系和技术，实施可分五步进行。

（一）决策

这是一个决定做还是不做的过程。对于很多企业来说，出于各种各样的驱动力，他们有实施全面质量管理的愿望。常见的动因有：企业希望能够保持领导地位和满足顾客需求；也有的企业是由于面临不利的局面，如顾客不满意、丧失了市场份额、竞争的压力、成本的压力等。

（二）准备

一旦作出决策后，企业就应该开始准备。第一，高层管理者需要学习和研究全面质量管理，对于质量和质量管理形成正确的认识。第二，建立组织，具体包括：组成质量委员会，任命质量主管和成员，培训选中的管理者。第三，确立远景构想和质量目标，并制订为实现质量目标所必需的长期计划和短期计划。第四，选择合适的项目，成立团队，准备作为试点开始实施全面质量管理。

（三）开始

这是具体的实施阶段。在这一阶段，需要进行项目的试点，在试点中逐渐总结经验教训。根据试点中总结的经验，来着手评估试点单位的质量状况，主要从顾客忠诚度、不良质量成本、质量管理体系和质量文化4个方面进行。在评价的基础上发现问题并进行有针对性的改进。

（四）扩展

在试点取得成功的情况下，企业就可以向所有部门和团队扩展。

（五）综合

在经过试点和扩展之后，企业就基本具备了实施全面质量管理的能力。为此，需要对于整个质量管理体系进行综合。通常需要从目标、人员、关键业务流程及评审和审核这4个方面进行整合和规划。

·思考与练习题·

1. 试述GMP、SSOP、ISO和HACCP各自的特点和关系。
2. 试述4D现场管理、五常法、六T法、7S法和QACCP法各自的特点和管理重点。
3. 什么是全面质量管理？试述全面质量管理和QACCP的区别。

第八章 CHAPTER 8 餐饮食品质量与安全检验

第一节　餐饮食品质量与安全检验基础

一、检验与检测的基本概念

（一）检验

检验是科学名词，指用工具、仪器或其他分析方法检查各种原材料、半成品、成品是否符合特定的技术标准、规格的工作过程。

检验强调“符合性”，不仅提供结果，还要将结果与规定要求进行比较，做出合格与否的判定。

（二）检测

检测是通过观察、测量或试验来获得定性或定量数据的技术性活动。检测不涉及技术所得数据与相关要求之间的对比，也不涉及所得技术指标是否与要求相符的判断。

二、质量与安全检验作用

（一）鉴别职能

企业质量检验过程中，根据法规、技术标准等，对产品质量形成的各阶段进行检验，并将检验结果与要求比较，做出符合或不符合产品要求的判断，或对产品质量水平进行评价，起到鉴别产品的作用。

（二）把关职能

把关职能也称保证职能，是通过检验，剔除不合格品并予以“隔离”，做到“三不准”，即不合格的原材料不准用于生产，不合格的半成品不准转序（工序），不合格的成品不准出售，这是最重要、最基本的职能。

（三）预防职能

通过抽样检验进行过程能力分析和运用控制图判断过程状态，从而预防不合格品的出现。检验人员通过进货检验、首件检验、巡回检验等，及早发现不合格品，防止不合格品进入工序加工和大批量的产品不合格，避免造成更大的损失。

（四）报告职能

通过各阶段的检验，记录和汇集了产品质量的各种数据，这些质量记录是证实产品符合性及质量管理体系有效运行的重要证据。此外，当产品质量发生异动时，这些检验记录能及时向有关部门及领导报告，起到信息反馈作用。

三、检验步骤

（一）检验准备

首先要熟悉检验要求的质量特性和具体内容，确定测量的项目和量值。要确定检测方法，选择精密度、准确度及符合检验要求的计量器具和测试、试验及理化分析用的仪器设备。检验的准备工作还需要确定检测条件，确定检验实物的数量，对批量产品的检验还需确定抽样方案。将确定的检验方法和方案用文字形式做出书面规定，制定检验规程和指导文件，绘制流程图等。

（二）检测

按已确定的检验方法和方案，对产品的一项或多项质量与安全符合性进行定性或定量的观察、测量、试验，得到需要的量值。

（三）数据记录与整理

把所检测的相关数据，按要求做好记录并进行整理。质量与安全检测数据要客观真实，字迹要清晰、整齐，不得随意涂改，需要更改的要按规定程序和要求办理。除记录检测目标数据外，检验过程还应记录检验日期、样品名称，由检验人员签名等辅助信息。

（四）数据分析、比较和判定

将检测数据进行分析得出结果，将结果与要求进行对照，确定质量与安全特性是否符合要求，从而判定被检验的产品是否合格。

（五）确认和处置

对合格品准予放行，并及时转入下一作业过程，对不合格产品给予相应的处置，形成质量与安全报告，改进相关工序缺陷与不足。

四、质量与安全检验形式

（一）原始凭证检验

在供方质量稳定、有充分信誉的条件下，餐饮企业的质量检验往往采取查验原始质量凭证，如许可证明、营业执照、合格证、检验或试验报告等，以认定其质量状况。

（二）实物检验

实物检验是指由本单位专职检验人员或委托外部检验单位按规定的程序和要求进行的检验。

（三）派员检验

采购方派员到供货方对其产品、产品的形成过程和质量控制进行现场查验认定供货方产品生产过程质量受控、产品合格，给予认可接受。

五、质量与安全检验分类

（一）按生产过程的顺序分类

1．进货检验

进货检验主要是对原料及相关凭证的检验，指企业对供应方资质、所采购的原料、配料、包装材料及半成品等在入库之前所进行的接收检验。

2．过程检验

过程检验也称工序检验、制程检验，是在产品形成过程中对各加工工序之间进行的检验。一般由生产部门和质检部门分工协作共同完成。过程检验可包括首件检验、巡回检验和在线检验。

（1）首件检验　首件检验指特定工艺下对加工的第一件产品进行的检验或在生产开始时（上班或换班）或工序因素调整（调整工装、设备、工艺）后对前几件产品进行的检验。

（2）巡回检验　巡回检验指在生产现场按一定的时间间隔对有关工序的产品和生产条件进行的监督检验，不仅要抽检产品，还需检查影响产品质量的生产因素。

（3）在线检验　在线检验指在流水线生产中，完成每道或数道工序后所进行的检验。通常需要在流水线中设置若干个检验工序。

3．完工检验

完工检验又称最后检验或最终检验，是指对某一产品全部工序结束后的半成品或成品进行全面的检验。

（二）按被检验产品的数量分类

1．全数检验（全检）

全数检验又称百分之百检验、全面检验，是对所提交检验的全部产品逐件按规定的标准检验，以判定每个产品合格与否。

2．抽样检验

按预先确定的抽样方案，从交验批中抽取规定数量的样品构成一个样本，通过对样本的检验推断批合格或批不合格。对于抽样检验，需要注意抽样的科学性和统计学意义。

（三）按检验目的分类

1．生产检验

生产检验指生产企业在产品形成的整个生产过程中的各个阶段所进行的检验。其目的是保证生产企业所生产的产品质量。

2．验收检验

验收检验指顾客（需方）在接收生产企业（供方）提供的产品前所进行的检验。验收检验执行验收标准。

3．监督检验

监督检验指经政府主管部门所授权的独立检验机构，按主管部门制定的计划，从市场抽取商品或直接从生产企业抽取产品所进行的监督检验。目前对于餐饮食品的监督检验主要集中在食品的安全性方面。

4．验证检验

验证检验指各级政府认可的检验机构从产品中抽取样品，通过检验验证企业所生产的产品是否符合所执行的要求的检验。如产品质量认证中的型式检验（依据产品标准，由检验机构对技术要求中规定的所有项目指标进行的全面检验）。

5．仲裁检验

仲裁检验指当供需双方因产品质量发生争议时，由各级政府主管部门所授权的独立检验机构抽取样品进行检验，提供仲裁机构作为裁决的技术依据。

（四）按质量与安全特性的数据性质分类

1．计量值检验

计量值检验需要测量和记录具体数值，并根据数值对要求对比，判定产品是否合格。

2．计数值检验

计数值检验所获得的质量数据为合格品数、不合格品数等计数值数据，一般不能取得质量要素的具体数值。

（五）按检验的效果分类

1．判定性检验

判定性检验指依据产品的质量与安全要求，通过检验判断产品合格与否的符合性判断。

2．信息性检验

信息性检验指利用检验所获得的信息进行质量控制的检验。

3．寻因性检验

寻因性检验指通过检验，寻找可能产生不合格的原因，并有针对性地设计和制造修正，杜绝不合格品的产生。

（六）按检验后样品的状况分类

1．破坏性检验

破坏性检验指将被检验的样品破坏以后才能取得检验结果的检验，如食品品尝检验等。

2．非破坏性检验

非破坏性检验指检验过程中产品不受破坏、产品质量不发生实质性变化的检验。如食品重量的测量、造型评价等。

（七）按检验方法分类

1．感官检验

食品感官检验是根据人的感觉器官对食品的各种质量与安全特征的“感觉”，如：味觉、嗅觉、听觉、视觉等，用语言、文字、符号或数据进行记录，再运用统计学的方法进行统计分析，从而得出结论的检验方法。

2．理化检验

食品理化检验是指借助物理、化学的方法，使用测量工具或仪器设备对食品所进行的检测和验证。

3．微生物检验

食品微生物检测是运用微生物学的理论与方法，检验食品中微生物的种类、数量、性质及其对人的健康的影响，以判别食品是否符合相关要求的检验方法。

（八）按检验人员分类

1．自检

自检指由生产者在生产过程中对自己所生产的产品进行的自我检验。

2．互检

互检指由同工种或上下道工序的生产者之间对生产的产品进行相互检验。

3．专检

专检指由企业质量与安全检验机构直接领导检验的主体进行的检验。

此外，餐饮食品质量与安全的检验还可以按检验利益相关方、检验周期等进行分类。

第二节　餐饮食品质量与安全检验检测

餐饮服务单位在原料采购、加工过程、成品供应各个环节中都应对食品进行感官检验。中央厨房和集体用餐配送单位应制定检验检测计划，定期对大宗食品原料、加工制作环境等自行或委托具有资质的第三方机构进行检验检测。其他的特定餐饮服务提供者宜定期开展食品检验检测。鼓励其他餐饮服务提供者定期进行食品检验检测。

一、食品质量与安全感官检验

（一）食品感官检验的概念

食品应当无毒、无害、符合应当有的营养要求，具有应有的色、香、味等感官性状。《中华人民共和国食品安全法》也明确禁止生产经营腐败变质、油脂酸败、霉变生虫、污秽不洁、混有异物、掺假掺杂或者感官性状异常的食品、食品添加剂、食品相关产品。这里所说的“感官性状异常”是指食品失去了正常应有的感官性状。

食品感官检验是根据人的感觉器官对食品各种质量特征的“感觉”，如味觉、嗅觉、视觉、听觉等，并用语言、文字、符号或数据进行记录，再运用概率统计原理进行统计分析，从而对食品的色、香、味、形、质地、口感等各项指标做出评价的方法。感官指标的变化往往能反映出食品质量的变化，在实际应用中往往和理化和微生物分析相互补充。感官检验在食品原材料特别是食用农产品的进货检验、食品及其原料的贮藏、保鲜、半成品和成品质量安全控制等方面具有十分重要的意义。很多食品标准都规定了相应食品的感官指标。感官检验在餐饮食品质量控制和检测中占有重要地位，特别是在原料的质量控制方面发挥着重要的作用。

（二）食品感官检验的种类

按检验时所利用的感觉器官，感官检验可分为视觉检验、嗅觉检验、味觉检验和触觉检验等。

1．视觉检验

通过对检验物作用于视觉器官所引起的反应，对食品进行评价的方法称为视觉检验。视觉检验在感官检验中占有重要的位置，几乎所有产品的感官检验都离不开视觉检验。如观察肉制品色泽是否正常，观察马铃薯的大小是否符合要求等。

视觉检验需要注意光线对视觉的影响最好在自然、充足的日光下进行。因为灯光特别是带色彩的灯光会给食品视觉判断造成假象，形成检验偏差。

2．嗅觉检验

通过被检验物作用于嗅觉器官而引起的反应，评价食品的方法称为嗅觉检验。人的嗅觉非常灵敏，有时可以分辨一般方法和仪器不能发现的轻微变化。如蛋白质的最初分解和油脂的早期酸败，其理化指标变化不大，但敏感的嗅觉可以察觉到异味。

气味受温度的影响非常大，适当加热可以使气味更浓。因此，可把样品稍加热，或取少许样品于洁净的手掌上摩擦、哈热气，再进行嗅觉检验。

嗅觉器官长时间受气味刺激会疲劳而降低灵敏度，因此，进行嗅觉检验时应由轻气味到浓气味的顺序进行，检验一段时间后，应休息一会。

3．味觉检验

通过被检验物作用于味觉器官所引起的反应，评价食品的方法称为味觉检验。基本味觉有酸、甜、苦、咸四种，基本味觉产生依赖舌面味蕾。涩味、辣味等刺激口腔内的神经末梢。味蕾的灵敏度受温度、生活习惯等因素影响，味觉检验的最佳温度为20℃至40℃。味觉检验前不要吸烟或吃刺激性食物，以免降低味觉灵敏度。检验时取少量被检食品放入口中，细心品尝，然后吐出，不要咽下，用温水漱口。

嗅觉和味觉都易出现“疲劳”的现象。进行相关的检验若连续检验几种样品，应由味淡到味浓顺序进行，并适当休息，每品尝一种样品后用温水漱口，以减少影响。

4．触觉检验

触觉检验主要是借助手、皮肤等器官的触觉神经来检验食品的弹性、韧性、紧密程度等。如根据肉类弹性判断其品质和新鲜程度等。此外，在品尝食品时，除味觉外，还有脆性、黏性、弹性、硬度、冷热、油腻性和接触压力等触觉。进行感官检验时，通常先进行视觉检验，再进行嗅觉检验，然后进行味觉和触觉检验。

二、食品质量与安全快速检测

（一）快速检测的概念

餐饮服务供应的食品具有即时加工、即时消费的特点，加工手段多样，标准化程度相对比较低，无法做到检验合格后食用。食品监督抽检所采用的实验室传统检测方法，通常结果准确、可靠，但也存在一些不足之处，如检测周期较长，检测费用较高，不适合对廉价的、检验项目较多的蔬菜、水果等的检测要求，而且检测专业性强、操作过程烦琐、企业难以掌握并通过检测履行食品安全把关责任。快速检测具有检测耗时短、非检验专业人员容易掌握操作等优点，非常适合餐饮服务单位的使用。

快速检测目前没有经典的定义，而是一种约定俗成的概念，也没有明确的起源。食品安全快速检测是指与传统的实验室检测方法相比，能够在较短时间内出具结果、获得食品质量与安全状况初步判定的筛检方法。快速检测的时间目前没有统一规定，但基本上有一种共识，即：理化检验在实验室中能够在两小时以内出具检测结果，或者如果检测方法能够应用于现场，在30分钟内出具检测结果，即可视为快速检测方法，如果现场能够在十几分钟甚至几分钟内得到检测结果，可视其为比较理想的现场快速检测方法；微生物检测中，如果与传统检测方法相比，能够大幅度缩短检测时间（多指能够缩短1/2或1/3以上的检测时间）而发现阳性结果或超标样品，且能用传统方法复检（特殊样品除外）得到基本相同结果的方法，可视为微生物快速检测方法。

快速检测通常在样品制备、实验准备、操作过程、结果判读等方面具有简化或自动化的特点，非检验专业人员也容易掌握和操作。例如，餐饮服务单位管理人员在食品原料进货、烹调加工、经营服务等环节，可以凭借试纸条（卡）、简单试剂或便携式仪器等，仅需通过简单操作，立即或在较短时间（一般在30分钟之内），就能对食品原料是否受到化学性和生物性的污染、烹调制作过程是否符合规范、加工服务环节是否清洁卫生、加工后食品是否安全等做出初步判断。

（二）开展快速检测的优点与必要性

（1）传统实验室资源有限、满足不了大量样品的检测　餐饮食品原料的来源主要为食用农产品和部分加工食品。当前，我国食用农产品和加工食品总体上规模化、集约化、自动化程度不高，一家一户的小农经济和小作坊仍是我国农产品种植、养殖和生产加工的主要方式，而实验室建设成本较大、设置数量有限，难以对来源不一、品种众多、数量巨大的食用农产品和食品进行逐一检测和把关。

（2）传统实验室检测环节多、周期长，费用高　样品送到传统实验室进行检测环节较多，周期较长。许多食品如果采用送实验室检测方式，在还没有拿到样品检测报告前就可能已过食用期或已经被顾客食用，这种情况在餐饮企业中表现更明显，难以实现及时把关。另外，一些廉价的食物，如餐饮企业购买的蔬菜和水果中的农药残留检测，用高昂的检测费用来全面保障食用安全也不现实。

（3）传统的感官检测方法难以发现食品安全隐患　食品安全管理人员单凭眼看、手摸、鼻闻、嘴尝的方法有时难以发现潜在的食品安全隐患，难以客观地现场确认风险存在，难以及时发现不合格产品或环节，已不适应现代食品安全管理的要求，需要采用专业化和科学化手段进行食品安全判定。

（4）部分易降解、不稳定的指标需要现场快速检测　在食品安全管理工作中，部分种类的样本因具有指标瞬时性强、易降解或不稳定、事后难以再现等特点，无法采集后送实验室进行检测，必须在现场完成检测。如水发产品中非法添加的甲醛、过氧化氢等。

（5）发现食物中毒可疑物质的重要方式　餐饮安全管理人员在配合监督人员开展突发事件应急处理，尤其是食物中毒事件的调查处理中，能够在第一时间开展快速检测，就能尽快搜寻出可疑的致病因子，有利于控制事态和抢救病人，避免事态的进一步蔓延。

（6）食品质量与安全过程管理和实时监控的需求　餐饮服务单位在控制食品的质量和安全中，需要选择合理的关键控制点，设置快速测量指标进行过程实时监控并及时进行纠偏，可以充分体现食品安全管理的时效性和经济性。

总之，食品安全快速检测是提高餐饮质量与安全管理专业水平和工作效率的重要手段。

（三）餐饮食品质量与安全快速检测的分类

食品质量与安全快速检测一般分为实验室快速检测和现场快速检测。实验室快速检测着重于更新仪器设备、采用先进方法、改变样品前处理方式等，以实现多组分、大通量、高效率的可疑样品筛检目的。

就食品安全快速检测而言，各国依其国情所研发的检测重点有所不同，我国有不少的研发单位都在开发快速检测方法与设备，其中有不少方法与产品成功应用到现场快速检测，快速检测技术除了部分应用在实验室，已经开始向现场倾斜，一些现代的快速检测技术陆续出现并实用化，传感器技术、可视化技术、酶联免疫检测技术、小型化光谱及色谱技术均是现代快速检测技术的研发重点。实验室快速检测的周期需要视样本和项目种类而定，但检测时间要明显短于传统的实验室检测方法；现场快速检测着重于将标准检测方法进行合理的化繁就简，尽量利用各种手段，甚至在损失一定准确性的前提下，实现样品现场检测时的快速和便捷。

食品质量与安全快速检测也还可以分为定性快速检测、半定量快速检测和定量快速检测。定性快速检测的结果可以直接用于样品是否合格的判定，常用于非食用物如罂粟成分、瘦肉精等的筛检，通常可以在现场完成检测。定量和半定量快速检测常用于国家标准中允许使用或天然存在但有明确限量要求的项目，如食品添加剂、重金属等。

食品安全快速检测根据食用的介质也可以分为试纸法、试管显色法、滴瓶法、便携式仪器法、聚合酶链式反应等。

（四）餐饮企业常见快速检测举例

1．食物接触面洁净度检测

直接入口食品的接触面卫生状况和食品的安全卫生关系密切，如清洗、消毒、保洁不当，就有可能成为微生物交叉污染的主要因素而危害人体健康。ATP（三磷酸腺苷）是所有生物进行能量代谢所必备的物质。ADP（二磷酸腺苷）和AMP（一磷酸腺苷）是由ATP经过加热、发酵或酶反应等变化而来的物质。因此，它们的含量能够反映食物接触面的洁净度。

来源于动物、植物和微生物的食物残渣中的ATP（测定过程中可以通过特定酶使ADP和AMP转化成ATP）可以和荧光试剂在一定的条件下发生反应并产生荧光，发光强度可以通过ATP荧光光度仪测量，结果以相对光单位（RLU）表示。发光强度越大，表明食物残渣越多，或加工环节表面和餐饮具洁净度越差。相关操作比较简单，几乎也无需特定训练，根据相关产品说明书即可进行操作。

2．紫外线照度检测

紫外灯能产生紫外线，可以用于室内空气、物体表面等的消毒，在餐饮企业广泛使用。紫外灯产生的紫外线辐照强度和辐照时间直接决定了使用紫外灯进行消毒的效果。紫外线照度计能对紫外灯的辐照强度进行测量，以评价其强度是否达到杀菌性能要求。

紫外线照度计内部装有光纤传感器等元件，能将紫外线强度转化为数字信号，根据紫外照度计显示的数字，判断被测的紫外线灯辐照强度是否达到杀菌效果。使用紫外线照度计测量辐照强度时，需要注意光源的稳定性、测定距离，还要注意进行必要的防护。

3．消毒液有效氯、油脂酸价和过氧化值的测定

餐饮服务行业首选的消毒方法是热力消毒，如煮沸或蒸气消毒。但部分餐饮用具以及工作台面、水果、蔬菜等也可能会选择化学药物消毒。含氯消毒剂（如漂白粉、漂白粉精、次氯酸钠、氯化磷酸盐、二氯或三氯异氰尿酸钠等）因价格便宜，消毒效果好，是最常用的化学消毒剂之一，但其缺点是有效氯容易降解和变化，浓度难于掌握。因此，为确保消毒效果，有必要进行有效氯浓度的快速检测。有效氯测试纸条可以快速地测定有效氯的浓度。

评价食用油品质最常用的指标是酸价和过氧化值。其中，酸价是食用油中游离脂肪酸含量的标志，表明食用油中脂肪水解和酸败程度。酸价越小，说明油新鲜度和精炼程度越好。过氧化值是油脂被氧化程度的一种指标，过氧化值升高是油脂酸败的重要指标。加工污染、

长期贮藏、保存不当、反复加热等都会导致油脂酸价和过氧化值升高。酸价和过氧化值也可以使用试纸进行测定。

4．有机磷和氨基甲酸酯类农药

目前，我国使用的农药中有70%以上都是有机磷和氨基甲酸酯类农药。开展有机磷和氨基甲酸酯类农药的快速检测，有利于及时发现和控制农药残留超标食品进入消费环节，降低农药中毒发生率。

胆碱酯酶可催化红色的靛酚乙酸酯水解为蓝色的乙酸与靛酚，有机磷或氨基甲酸酯类农药对胆碱酯酶有抑制作用，抑制上述催化、水解、变色过程的发生。由此，开发出了相关的测试卡，用以判断样品中是否含有有机磷或氨基甲酸酯类农药。

5．重金属

重金属广泛存在于自然界和人们的生产生活中。由于绝大多数重金属对人体具有一定的毒性，我国食品安全国家标准对食品中重金属含量都有严格的限定。食品中重金属的污染主要来源于工业“三废”等通过食物链而形成。采用经典的“雷因须氏法”（即铜片法）进行检验。即在酸性条件下，金属铜与其他重金属发生氧化还原反应，不同的重金属使金属铜表面产生不同的颜色。本方法适用于牛奶、饮料、菜肴等食品中重金属的快速检测。

6．大肠菌群的快速测定

大肠菌群指一群能发酵乳糖、产酸产气、需氧或兼性厌氧的革兰氏阴性无芽孢杆菌。该菌主要来源于人畜粪便，故可以作为粪便污染指示菌来评价餐饮服务烹调加工和餐饮具环节表面的卫生状况，进而推断相应食品是否有污染致病菌的可能。

大肠菌群快速检测常使用载片法。大肠菌群检测载片可以是一块覆有特定结晶紫中性红胆盐琼脂培养基（VRBA）的塑料载片，该培养基上另含有吐温和卵磷脂以中和残留的消毒剂对微生物生长的影响。采样后，属于大肠菌群的细菌在载片培养基上将会快速生长并形成明亮的特征性的淡红色菌落，通过这样的方法可以判断样品表面大肠菌群的含量。根据载片覆有培养基的不同，载片法还可以用于菌落总数、霉菌、酵母菌等的快速检测。

三、食品质量与安全实验室（常规）检测

实验室检测是指利用实验室环境、仪器和设施等，按照相应的技术标准和规程，采用物理、化学、生物等技术或方法，为确定某一物质的性质、特征、组成等而进行的试验和测试。实验室检测是相对于快速检测技术的，以丰富的常规试验手段和实验室内操作为主的，耗费时间往往较长而检测范围较广、检测精度更高的检测技术。

餐饮服务单位由于规模、条件等原因不需要或不能够建立实验室的，也可实施委托检验，即委托有资质的食品检验实验室对其原料和产品进行检验和评价。餐饮服务企业建立食品安全实验室，并将其作为质量管理体系的重要组成部分，有助于提高餐饮服务食品安全自我把关能力，有助于及时发现和处置食品安全隐患，也有助于提高企业食品安全的品牌形象。

实验室常规检测范围涵盖很广，食品安全实验室常规检测可以概括为以下常见主要检测项目的检测。

（1）常规理化及营养成分检测（含理化指标、宏量营养素、微量营养素等）。

（2）食品添加剂和非食品物质检测（食品添加剂、非食用物质等）。

（3）农药残留检测（有机氯农药、有机磷农药、氨基甲酸酯类农药、拟除虫菊酯类农药等）。

（4）兽药残留检测（硝基呋喃类、沙星类、四环素族、磺胺类药物等）。

（5）食品毒害物质检测（重金属、硝酸盐类、生物毒素、其他污染物及毒害物质等）。

（6）微生物检测（非致病菌、食源性致病菌）。

（7）转基因产品检测（动物性成分检测、食品及原料中过敏原成分检测、农作物转基因筛选、常见转基因农作物品系检测）。

（8）营养标签检测（保健成分、营养标签等）。

（9）食品接触材料测试（塑料、涂料、树脂、玻璃、金属、陶瓷、包装用纸等）。

实验室常规检测可以说是快速检测的成长土壤，实验室常规检测依然不能被快速检测完全取代。在国家相关食品安全检测标准中，实验室常规检测依然占有不可替代的重要地位。实验室常规检测的新手段和科技含量在逐步提高，检测速度和精度上也在不断提高。近年，色谱技术、聚合酶链式反应（PCR）技术、酶联免疫吸附测定（ELISA）技术、化学发光免疫分析、毛细管电泳技术、生物芯片技术、生物传感器技术、纳米技术、超声技术等在食品安全检测的应用中日趋成熟和完善，逐步融入到食品安全实验室常规检测中，进一步提高了食品安全检测的精度和速度。此外，食品安全检测除在特定项目检测上灵敏度越来越高外，因为食品安全检测涉及食品种类繁多、涉及的检测项目也比较多，食品安全实验室检测的集成化发展也是一个重要的发展方向。

第三节　餐饮食品检验的组织与计划

一、检验的组织与管理

食品安全法规定，“食品检验机构按照国家有关认证认可的规定取得资质认定后，方可从事食品检验活动。但是，法律另有规定的除外。食品检验机构的资质认定条件和检验规范，由国务院食品安全监督管理部门规定。符合本法规定的食品检验机构出具的检验报告具有同等效力。县级以上人民政府应当整合食品检验资源，实现资源共享。食品检验由食品检验机构指定的检验人独立进行。检验人应当依照有关法律法规的规定，并依照食品安全标准和检验规范对食品进行检验，尊重科学，恪守职业道德，保证出具的检验数据和结论客观、公正，不得出具虚假的检验报告。食品检验实行食品检验机构与检验人负责制。食品检验报告应当加盖食品检验机构公章，并有检验人的签名或者盖章。食品检验机构和检验人对出具的食品检验报告负责。”

需要说明的是，如果企业开展国家法律法规规定需要取得特定资质的检验活动，应当取得相应的资质。反之，如果企业进行的检验项目无需资质认定，只是为了企业内部质量控制，企业只需根据自身条件进行食品检验的组织管理。

进行食品质量检验需要建立质量检验组织或部门，建立相应的管理体系，配有合格的检验人员（独立检验机构需要专职）、检验仪器设备和检验室，具备相关检测项目的检测能力。开展需要资质认定的检验，企业可以参照《食品检验机构资质认定条件》要求构建相关检测条件。

二、检验计划

中央厨房和集体用餐配送单位应制定检验检测计划，定期对大宗食品原料、加工制作环境等自行或委托具有资质的第三方机构进行检验检测。其他的特定餐饮服务提供者宜定期开展食品检验检测。鼓励其他餐饮服务提供者定期进行食品检验检测。

质量和安全检验计划指对检验涉及的活动、过程和资源做出规范化的书面文件规定，用以指导检验活动正确、有序、协调地进行。

检验计划是企业对整个检验工作进行系统策划和总体安排。一般以文字或图表形式加以明确。质量检验计划是指导检验人员工作的依据，是企业质量工作计划的一个重要组成部分。

（一）检验计划的作用

（1）有利于进行有效的检测资源配置，降低检验成本。按照制品加工及流向，充分利用企业现有资源，统筹安排检验点的设置，可以节约质量成本中的检测费用。

（2）提高检测质量和工作效率。根据产品工艺要求合理地选择检验项目和方法，合理配置和使用人员、设备、仪器仪表和量具，提高检验的工作质量和效率。

（3）有利于明确检验人员的责任，实现责任到人，保证检测工作的落实。

（4）有利于检验工作的规范化、科学化和标准化，使产品质量在制造过程中更好地处于受控状态，降低不良产品导致的成本增加。

（二）质量检验计划的编制

1．编制检验流程图

检验流程图是对企业检验活动的总体安排，是从原料或半成品投入到最终生产出成品各项检验工作安排的一种图表，是指导检验活动的重要依据。检验流程图一般包括检验点的设置、检验项目和检验方法等内容，可结合产品工艺流程图进行绘制、确定检验流程（过程、路线），体现检验的相互顺序。在需要控制和检验的部位、处所，添加检验点（站、组）和检验的具体内容、方法。

（1）检验点的设置　应根据技术上的必要性、经济上的合理性和管理上的可行性来安排。一般设置在质量控制的关键部位（工序）、出现问题较多处。

（2）检验项目　根据制品的要求、技术标准、质量特性的重要程度确定所需要检验的项目。按重要程度质量特性可分为关键质量特性、重要质量特性和一般质量特性。餐饮企业需要根据必要性和经济性进行权衡取舍。

（3）检验方法　根据工序能力和质量特性的重要程度，明确各检验点及各检验项目所采取的检验方法，有国家标准的建议采用国家标准方法，没有国家标准的需要企业自己选择和开发相应的方法。

2．明确职责和权限

在流程图完成后还需明确该检验计划与检验计划修改的权限，有关检验实施的职责与权限，如抽样、测量、分析、判断、报告等，还需明确有关不合格品处置的职责与权限，甚至还包括出现争议时仲裁和协调的职责与权限，确保流程实施的科学性和有效性。

3．编制检验指导书

检验指导书即检验规程或检验卡片，是指导检验人员开展检验工作的文件及相关说明。如原料验收检验指导书、成品检验说明书等。指导书在工作场所提供了连续可使用的指导。内容包括以下几个方面。

（1）检验对象及其在检验流程上的位置。

（2）所要检验的质量特性。

（3）检验方法。包括检验人员的资格要求、抽样方案、所用设备的要求、操作规程、接收准则、记录和报告要求等。

4．编制相关资源需求计划

编制相关资源需求计划，即确定所需的检验人员及其资格要求、培训计划，所需的测量设备、场地要求等。

·思考与练习题·

1．描述检验和检测的区别。

2．试述食品质量与安全检验的分类和步骤。

3．以2道菜品为例，为菜品制定感官评价指标。

4．查询资料，为餐饮企业某菜品制定快速检测计划，保障该道菜品的安全。

第九章 CHAPTER 9 餐饮质量与安全监督管理

第一节　政府食品安全监督管理机制

我国食品安全监督管理可以分为国家层面、地方和基层层面，他们在食品安全治理中分别承担不同的角色。在国家层面：国务院食品安全监督管理部门依照食品安全法和国务院规定的职责，对食品生产经营活动实施监督管理；国务院卫生行政部门依照食品安全法和国务院规定的职责，组织开展食品安全风险监测和风险评估，会同国务院食品安全监督管理部门制定并公布食品安全国家标准；国务院其他有关部门依照食品安全法和国务院规定的职责，承担有关食品安全工作。

一、地方人民政府

《中华人民共和国食品安全法》对地方人民政府在食品安全中所负的责任进行了明确规定。

（1）县级以上地方人民政府对本行政区域的食品安全监督管理工作负责，统一领导、组织、协调本行政区域的食品安全监督管理工作以及食品安全突发事件应对工作，建立健全食品安全全程监督管理工作机制和信息共享机制。

（2）县级以上地方人民政府依照食品安全法和国务院的规定，确定本级食品安全监督管理、卫生行政部门和其他有关部门的职责。有关部门在各自职责范围内负责本行政区域的食品安全监督管理工作。

（3）县级以上地方人民政府实行食品安全监督管理责任制。上级人民政府负责对下一级人民政府的食品安全监督管理工作进行评议、考核。县级以上地方人民政府负责对本级食品安全监督管理部门和其他有关部门的食品安全监督管理工作进行评议、考核。

（4）县级以上地方人民政府应当对食品生产加工小作坊、食品摊贩等进行综合治理，加强服务和统一规划，改善其生产经营环境，鼓励和支持其改进生产经营条件，进入集中交易市场、店铺等固定场所经营，或者在指定的临时经营区域、时段经营。

（5）县级以上人民政府应当将食品安全工作纳入本级国民经济和社会发展规划，将食品安全工作经费列入本级政府财政预算，加强食品安全监督管理能力建设，为食品安全工作提供保障。县级以上人民政府食品安全监督管理部门和其他有关部门应当加强沟通、密切配合，按照各自职责分工，依法行使职权，承担责任。

（6）县级以上地方人民政府应当根据有关法律、法规的规定和上级人民政府的食品安全事故应急预案以及本行政区域的实际情况，制定本行政区域的食品安全事故应急预案，并报上一级人民政府备案。

（7）县级以上人民政府食品安全监督管理部门根据食品安全风险监测、风险评估结果和食品安全状况等，确定监督管理的重点、方式和频次，实施风险分级管理，组织本级食品安全监督管理、农业行政等部门制定本行政区域的食品安全年度监督管理计划，向社会公布并组织实施。

二、食品安全委员会

（一）国家食品安全委员会

食品安全委员会是根据《中华人民共和国食品安全法》的规定，为贯彻落实食品安全法，切实加强食品安全监管工作成立的机构。国务院食品安全委员会负责分析食品安全形势，研究部署、统筹指导食品安全工作，提出食品安全监督管理的重大政策措施，督促落实食品安全监督管理责任。县级以上地方人民政府食品安全委员会按照本级人民政府规定的职责开展工作。2018年3月，根据第十三届全国人民代表大会第一次会议批准的国务院机构改革方案，将国务院食品安全委员会具体工作交由国家市场监督管理总局承担。

（二）基层食品安全委员会（或食品安全领导小组）

通常负责综合协调食品安全的检测和评价工作，会同有关部门制定食品安全监管信息发布办法并监督实施，综合有关部门的食品安全信息并定期向社会公布，协调处理以政府名义开展的对外食品安全工作事宜，承办县委、县政府和县政府办公室交办的其他事项。

三、市场食品安全监督管理部门

市场食品安全监督管理部门在部级层面由国家市场监督管理总局负责，地方层面由省、市、区（县）的对应部门负责。国家市场监督管理总局和基层市场监督管理部门共同组成市场监督管理体系，国家市场监督管理总局职能更侧重政策层面，基层市场监督管理部门主要进行市场监督管理工作的执行。

（一）国家市场监督管理总局

国家市场监督管理总局下属的与食品安全监督管理相关的机关主要有：食品安全协调司、食品生产安全监督管理司、食品经营安全监督管理司、特殊食品安全监督管理司、食品安全抽检监测司、产品质量安全监督管理司等，它们分担不同的食品安全工作。

1．食品安全协调司

拟订推进食品安全战略的重大政策措施并组织实施；承担统筹协调食品全过程监管中的重大问题，推动健全食品安全跨地区跨部门协调联动机制工作；承办国务院食品安全委员会日常工作。

2．食品生产安全监督管理司

分析掌握生产领域食品安全形势，拟订食品生产监督管理和食品生产者落实主体责任的制度措施并组织实施；组织食盐生产质量安全监督管理工作；组织开展食品生产企业监督检查，组织查处相关重大违法行为；指导企业建立健全食品安全可追溯体系。

3．食品经营安全监督管理司

分析掌握流通和餐饮服务领域食品安全形势，拟订食品流通、餐饮服务、市场销售食用农产品监督管理和食品经营者落实主体责任的制度措施，组织实施并指导开展监督检查工作；组织食盐经营质量安全监督管理工作；组织实施餐饮质量安全提升行动；指导重大活动食品安全保障工作；组织查处相关重大违法行为。

4．特殊食品安全监督管理司

特殊食品安全监督管理司，分析掌握保健食品、特殊医学用途配方食品和婴幼儿配方乳粉等特殊食品领域安全形势，拟订特殊食品注册、备案和监督管理的制度措施并组织实施；组织查处相关重大违法行为。

5．食品安全抽检监测司

拟订全国食品安全监督抽检计划并组织实施，定期公布相关信息；督促指导不合格食品核查、处置、召回；组织开展食品安全评价性抽检、风险预警和风险交流；参与制定食品安全标准、食品安全风险监测计划，承担风险监测工作，组织排查风险隐患。

6．产品质量安全监督管理司

拟订国家重点监督的产品目录并组织实施；承担产品质量国家监督抽查、风险监控和分类监督管理工作；指导和协调产品质量的行业、地方和专业性监督；承担工业产品生产许可管理和食品相关产品质量安全监督管理工作；承担棉花等纤维质量监督工作。

7．其他

国家市场监督管理总局还有一些机关也会涉及食品安全事宜，比如：法规司、认可与检验检测监督管理司、标准技术管理司、认证监督管理司等。

（二）基层市场监督管理部门

不同地方的区和县下设的市场监督管理局内部分科（股）可能有所不同，有的把食品生产安全监督管理和食品经营安全监督管理分开，有的则合并为食品安全监管科（股），还有的把食品安全监管工作分为食品生产流通安全监督管理科（股）和食品餐饮安全监督管理科（股）等。基层市场监督管理部门承担食品安全监督管理的具体执行工作。通常，基层市场监督管理部门在食品安全方面通常主要负责，但不局限于以下工作。

（1）拟订推进国家、省、市食品安全战略的重大政策措施并组织实施，统筹协调食品全过程监管中的问题，推动健全食品安全跨地区跨部门协调联动机制工作。

（2）拟订并组织实施食品生产监督管理和食品生产经营者落实主体责任的制度措施。

（3）负责辖区食品生产和经营许可的监督检查和许可信息的备案登记管理。

（4）组织实施食品安全监督抽检计划，定期公布相关信息。

（5）组织特殊食品生产质量安全监督管理工作和食盐专营管理和食盐质量安全监督管理工作。

（6）组织开展食品生产经营企业（可能含食品生产小作坊和流动摊贩）及食品相关食品生产企业监督检查，并查处违法行为。

（7）在监督管理工作中发现需要进行食品安全风险评估的，向卫生健康部门提出建议。

（8）参与食品安全事故的调查与处理。

（9）组织实施不合格食品核查、处置、召回。

（10）参与食品安全宣传教育工作。

（11）指导企业建立健全食品安全可追溯体系。

四、其他食品安全相关职能部门

（一）卫生行政部门

1．中华人民共和国国家卫生健康委员会

中华人民共和国国家卫生健康委员会（简称国家卫生健康委员会）食品安全标准与监测评估司内设综合处、食品安全标准管理处、食品安全风险监测与评估处、食品营养处，主要负责组织会同相关部门拟订食品安全国家标准，开展食品安全风险监测、评估和交流，承担新食品原料、食品添加剂新品种、食品相关产品新品种的安全性审查。

2．基层卫生行政部门

基层卫生行政局在食品安全监督管理方面的工作主要如下。

（1）负责食品安全风险评估工作。

（2）会同市场监督管理等部门制订、实施食品安全风险监测计划。

（3）对通过食品安全风险监测或者接到举报发现食品可能存在安全隐患的，组织进行检验和食品安全风险评估，并及时向同级市场监督管理局等部门通报食品安全风险评估结果。

（4）在调查处理传染病或者其他突发公共卫生事件中发现与食品安全相关的信息，及时通报同级食品安全监督管理部门。

（5）发生食品安全事故，疾病预防控制机构（隶属于卫生行政部门）对事故现场进行卫生处理，并对与事故有关的因素开展流行病学调查，并向同级食品安全监督管理、卫生行政部门提交流行病学调查报告。

（6）医疗机构（公办的隶属于卫生行政部门）发现其接收的病人属于食源性疾病病人或者疑似病人的，应当按照规定及时将相关信息向所在地县级人民政府卫生行政部门报告。

（二）农业行政部门

1．中华人民共和国农业农村部

中华人民共和国农业农村部（简称农业农村部）农产品质量监管司内设综合处、标准处、监测处、监督处、应急与评估处，主要负责组织实施农产品质量安全监督管理有关工作；指导农产品质量安全监管体系、检验检测体系和信用体系建设；承担农产品质量安全标准、监测、追溯、风险评估等相关工作。

2．基层农业农村部门

基层农业农村部门主要负责农产品质量安全监督管理。组织开展农产品质量安全监测、追溯、风险评估，发布有关农产品质量安全状况信息；参与制定和执行农产品质量安全地方标准；指导农业检验检测体系建设。

（三）出入境检验检疫部门

1．中华人民共和国海关总署

中华人民共和国海关总署（简称海关总署）进出口食品安全局拟订进出口食品、化妆品安全和检验检疫的工作制度，依法承担进口食品企业备案注册和进口食品、化妆品的检验检疫、监督管理工作，按分工组织实施风险分析和紧急预防措施工作。依据多双边协议承担出

口食品相关工作。海关总署还设有卫生检疫司、动植物检疫司、商品检验司与检验和检疫有关的部门，但食品安全局主要负责食品进出口食品安全相关工作。

2．基层进出口食品安全部门

拟订关区进出口食品、化妆品安全和检验检疫管理规范；依法承担进口食品企业备案注册和进口食品、化妆品检验检疫、监督管理工作；按分工组织实施风险分析和紧急预防措施；依据多双边协议承办出口食品相关工作。

（四）公安机关

在食品安全方面，公安部门主要负责建立完善行政执法和刑事司法衔接机制。

县级以上人民政府食品安全监督管理等部门发现涉嫌食品安全犯罪的，会按照有关规定及时将案件移送公安机关。对移送的案件或公安部门发现的，经审查认为有犯罪事实需要追究刑事责任的，公安部门立案侦查。公安机关在食品安全犯罪案件侦查过程中认为没有犯罪事实，或者犯罪事实显著轻微，不需要追究刑事责任，但依法应当追究行政责任的，会将案件移送食品安全监督管理等部门和监察机关。

违反食品安全法，情节严重，许可证被吊销，需依法拘留的，公安机关对其直接负责的主管人员和其他直接责任依法实施拘留。违法使用剧毒、高毒农药的，除依照有关法律、法规规定给予处罚外，可以由公安机关依法给予拘留。

违反食品安全法规定，拒绝、阻挠、干涉有关部门、机构及其工作人员依法开展食品安全监督检查、事故调查处理、风险监测和风险评估，构成违反治安管理行为的，由公安机关依法给予治安管理处罚。

违反食品安全法的规定，编造、散布虚假食品安全信息，构成违反治安管理行为的，由公安机关依法给予治安管理处罚。

公安机关对发现的食品安全违法行为，经审查没有犯罪事实或者立案侦查后认为不需要追究刑事责任，但依法应当予以行政拘留的，作出行政拘留的处罚决定；不需要予以行政拘留但依法应当追究其他行政责任的，将案件及有关材料移送同级食品安全监督管理等部门。

发布未依法取得资质认定的食品检验机构出具的食品检验信息，或者利用上述检验信息对食品、食品生产经营者进行等级评定，欺骗、误导消费者，构成违反治安管理行为的，由公安机关依法给予治安管理处罚。

阻碍食品安全监督管理等部门工作人员依法执行职务，构成违反治安管理行为的，由公安机关依法给予治安管理处罚。

第二节　餐饮服务单位许可

为规范食品、食品添加剂生产许可活动，加强食品生产经营监督管理，保障食品安全，根据《中华人民共和国行政许可法》《中华人民共和国食品安全法》《中华人民共和国食品安全法实施条例》《食品经营许可和备案管理办法》等法律规范，从事餐饮服务应当取得相关许可。

一、食品经营许可证

（一）餐饮服务单位食品经营许可

在中华人民共和国境内，从事食品销售和餐饮服务活动，应当依法取得食品经营许可。按《食品经营许可和备案管理办法》申请食品经营许可，应当按照食品经营业态和经营项目分类提出。

食品经营主体业态分为食品销售经营者、餐饮服务经营者、集中用餐单位食堂。食品经营者从事食品批发销售、中央厨房、集体用餐配送的，利用自动设备从事食品经营的，或者学校、托幼机构食堂，应当在主体业态后以括号标注。主体业态以主要经营项目确定，不可以复选。食品经营项目分为食品销售（包括散装食品销售、散装食品和预包装食品销售）、餐饮服务（包括热食类食品制售、冷食类食品制售、生食类食品制售、半成品制售、自制饮品制售）、食品经营管理（包括食品销售连锁管理、餐饮服务连锁管理、餐饮服务管理等）。

列入其他类食品销售和其他类食品制售的具体品种应当报国家市场监督管理总局批准后执行，并明确标注。具有热、冷、生、固态、液态等多种情形，难以明确归类的食品，可以按照食品安全风险等级最高的情形进行归类。国家市场监督管理总局可以根据监督管理工作需要对食品经营项目类别进行调整。

（二）食品经营许可申请需要具备的条件

申请食品经营许可，应当符合与其主体业态、经营项目相适应的食品安全要求，具备下列条件。

（1）具有与经营的食品品种、数量相适应的食品原料处理和食品加工、销售、贮存等场所，保持该场所环境整洁，并与有毒、有害场所以及其他污染源保持规定的距离。

（2）具有与经营的食品品种、数量相适应的经营设备或者设施，有相应的消毒、更衣、盥洗、采光、照明、通风、防腐、防尘、防蝇、防鼠、防虫、洗涤以及处理废水、存放垃圾和废弃物的设备或者设施。

（3）有专职或者兼职的食品安全总监、食品安全员等食品安全管理人员和保证食品安全的规章制度。

（4）具有合理的设备布局和工艺流程，防止待加工食品与直接入口食品、原料与成品交叉污染，避免食品接触有毒物、不洁物。

（5）食品安全相关法律、法规规定的其他条件。

从事食品经营管理的，应当具备与其经营规模相适应的食品安全管理能力，建立健全食品安全管理制度，并按照规定配备食品安全管理人员，对其经营管理的食品安全负责。

二、食品经营许可实施的程序

（一）食品经营许可证的申请

申请食品经营许可，应当向申请人所在地县级以上地方市场监督管理部门提交下列材料。

（1）食品经营许可申请书。

（2）营业执照或者其他主体资格证明文件复印件。

（3）与食品经营相适应的主要设备设施、经营布局、操作流程等文件。

（4）食品安全自查、从业人员健康管理、进货查验记录、食品安全事故处置等保证食品安全的规章制度目录清单。

利用自动设备从事食品经营的，申请人应当提交每台设备的具体放置地点、食品经营许可证的展示方法、食品安全风险管控方案等材料。

营业执照或者其他主体资格证明文件能够实现网上核验的，申请人不需要提供营业执照或者其他主体资格证明文件复印件。从事食品经营管理的食品经营者，可以不提供主要设备设施、经营布局材料。仅从事食品销售类经营项目的不需要提供操作流程。

申请人委托代理人办理食品经营许可申请的，代理人应当提交授权委托书以及代理人的身份证明文件。

（二）申请的受理

申请人提出的许可申请，县级以上地方市场监督管理部门对申请人提出的食品经营许可申请，根据不同情况分别作出处理。

（1）申请事项依法不需要取得食品经营许可的，即时告知申请人不受理。

（2）申请事项依法不属于市场监督管理部门职权范围的，即时作出不予受理的决定，并告知申请人向有关行政机关申请。

（3）申请材料存在可以当场更正的错误的，允许申请人当场更正，由申请人在更正处签名或者盖章，注明更正日期。

（4）申请材料不齐全或者不符合法定形式的，当场或者自收到申请材料之日起5个工作日内一次告知申请人需要补正的全部内容和合理的补正期限。申请人无正当理由逾期不予补正的，视为放弃行政许可申请，市场监督管理部门不需要作出不予受理的决定。市场监督管理部门逾期未告知申请人补正的，自收到申请材料之日起即为受理。

（5）申请材料齐全、符合法定形式，或者申请人按照要求提交全部补正材料的，相关审批部门受理食品经营许可申请。

（三）审查与决定

县级以上地方市场监督管理部门对申请人提出的申请决定予以受理的，会出具受理通知书；当场作出许可决定并颁发许可证的，不出具受理通知书；决定不予受理的，会出具不予受理通知书，说明理由，并告知申请人依法享有申请行政复议或者提起行政诉讼的权利。市场监督管理部门对申请人提交的许可申请材料进行审查，需要对申请材料的实质内容进行核实的，进行现场核查。

除可以当场作出行政许可决定的外，县级以上地方市场监督管理部门自受理申请之日起10个工作日内作出是否准予行政许可的决定。因特殊原因需要延长期限的，经市场监督管理部门负责人批准，可以延长5个工作日，并将延长期限的理由告知申请人。鼓励有条件的地方市场监督管理部门优化许可工作流程，压减现场核查、许可决定等工作时限。

县级以上地方市场监督管理部门根据申请材料审查和现场核查等情况，对符合条件的，作出准予行政许可的决定，并自作出决定之日起5个工作日内向申请人颁发食品经营许可证；对不符合条件的，作出不予许可的决定，说明理由，并告知申请人依法享有申请行政复议或者提起行政诉讼的权利。

（四）食品经营许可证后续管理

食品经营许可证分为正本、副本。正本、副本具有同等法律效力。食品经营许可证发证日期为许可决定作出的日期，有效期为五年。食品经营者应当在经营场所的显著位置悬挂、摆放纸质食品经营许可证正本或者展示其电子证书。利用自动设备从事食品经营的，应当在自动设备的显著位置展示食品经营者的联系方式、食品经营许可证复印件或者电子证书、备案编号。

1．变更

食品经营许可证载明的事项发生变化的，食品经营者应当在变化后10个工作日内向原发证的市场监督管理部门申请变更食品经营许可。食品经营者地址迁移，不在原许可经营场所从事食品经营活动的，应当重新申请食品经营许可。

发生下列情形的，食品经营者应当在变化后10个工作日内向原发证的市场监督管理部门报告：①食品经营者的主要设备设施、经营布局、操作流程等发生较大变化，可能影响食品安全的；②从事网络经营情况发生变化的；③外设仓库（包括自有和租赁）地址发生变化的；④集体用餐配送单位向学校、托幼机构供餐情况发生变化的；⑤自动设备放置地点、数量发生变化的；⑥增加预包装食品销售的。

食品经营者的主要设备设施、经营布局、操作流程等发生较大变化，可能影响食品安全的或自动设备放置地点、数量发生变化的，县级以上地方市场监督管理部门在收到食品经营者的报告后30个工作日内对其实施监督检查，重点检查食品经营实际情况与报告内容是否相符、食品经营条件是否符合食品安全要求等。

食品经营者申请变更食品经营许可的，应当提交食品经营许可变更申请书，以及与变更食品经营许可事项有关的材料。食品经营者取得纸质食品经营许可证正本、副本的，应当同时提交。

2．延续

食品经营者需要延续依法取得的食品经营许可有效期的，应当在该食品经营许可有效期届满前90个工作日至15个工作日期间，向原发证的市场监督管理部门提出申请。县级以上地方市场监督管理部门根据被许可人的延续申请，在该食品经营许可有效期届满前作出是否准予延续的决定。

在食品经营许可有效期届满前15个工作日内提出延续许可申请的，原食品经营许可有效期届满后，食品经营者应当暂停食品经营活动，原发证的市场监督管理部门作出准予延续的决定后，方可继续开展食品经营活动。

食品经营者申请延续食品经营许可的，应当提交食品经营许可延续申请书，以及与延续食品经营许可事项有关的其他材料。食品经营者取得纸质食品经营许可证正本、副本的，应当同时提交。

申请人的经营条件发生变化或者增加经营项目，可能影响食品安全的，市场监督管理部门会就变化情况进行现场核查。原发证的市场监督管理部门决定准予延续的，应当向申请人颁发新的食品经营许可证，许可证编号不变，有效期自作出延续许可决定之日起计算。

3．补办

食品经营许可证遗失、损坏，应当向原发证的市场监督管理部门申请补办，并提交下列材料：食品经营许可证补办申请书；书面遗失声明或者受损坏的食品经营许可证。材料符合要求的，县级以上地方市场监督管理部门在受理后10个工作日内予以补发。因遗失、损坏补发的食品经营许可证，许可证编号不变，发证日期和有效期与原证书保持一致。

4．注销

食品经营者申请注销食品经营许可的，应当向原发证的市场监督管理部门提交食品经营许可注销申请书，以及与注销食品经营许可有关的其他材料。食品经营者取得纸质食品经营许可证正本、副本的，应当同时提交。

有下列情形之一，原发证的市场监督管理部门依法办理食品经营许可注销手续：食品经营许可有效期届满未申请延续的；食品经营者主体资格依法终止的；食品经营许可依法被撤回、撤销或者食品经营许可证依法被吊销的；因不可抗力导致食品经营许可事项无法实施的；法律、法规规定的应当注销食品经营许可的其他情形。

三、餐饮服务单位其他许可

宾馆、饭店、会堂等均属于公众聚集场所。公众聚集场所在投入使用、营业前，建设单位或者使用单位应当向场所所在地的县级以上地方人民政府消防救援机构申请消防安全检查，作出场所符合消防技术标准和管理规定的承诺，提交规定的材料，并对其承诺和材料的真实性负责。消防救援机构对申请人提交的材料进行审查，申请材料齐全、符合法定形式的，予以许可。

依据《中华人民共和国环境保护法》《中华人民共和国水污染防治法》《城镇排水与污水处理条例》《固定污染源排污许可分类管理名录》和《排污许可管理条例》，餐饮企业完成建设项目环境影响登记备案和落实废水和油烟治理设施后还需办理排放污染物许可。申请取得排污许可证，可以通过全国排污许可证管理信息平台提交排污许可证申请表，也可以通过信函等方式提交。

依据《中华人民共和国行政许可法》《城镇排水与污水处理条例》和《城镇污水排入排水管网许可管理办法》，凡是向公共排水管网及其附属设施排放污水的单位和个体经营者都需要办理“城镇污水排入排水管网许可”。排水户向所在地城镇排水主管部门申请领取排水许可证。

目前我国部分地区已经实现“建设项目环境影响评价审批”“排污许可”与“城镇污水排入排水管网许可”合并办理。餐饮建设和运营方可咨询当地相关部门，根据实际情况进行相关许可的办理。

第三节　餐饮服务食品安全监督检查

监督检查是食品安全监管部门监督食品生产经营者是否依法从事生产经营活动的基本职责，是保障食品的安全重要手段，也是查处违法案件的重要环节，也就是一种积极主动应用风险管理的方法，将风险控制关口前移，及早识别发现潜在风险，及时控制排除风险，防控食源性疾病的发生。

一、监督检查主要方式

（一）风险分级管理

1．食品生产经营的风险分级

国家市场监督管理总局负责制定食品经营企业风险分级管理制度，指导和检查全国食品生产经营企业风险分级管理工作。省级市场监督管理部门负责制定本省食品生产经营企业风险分级管理工作规范，结合本行政区域内实际情况，组织实施本省食品生产经营企业风险分级管理工作，对本省食品生产经营企业风险分级管理工作进行指导和检查。各市、县级市场监督管理部门负责开展本地区食品生产经营企业风险分级管理的具体工作。

结合食品生产经营企业风险特点，从生产经营食品类别、经营规模、消费对象等静态风险因素和生产经营条件保持、生产经营过程控制、管理制度建立及运行等动态风险因素，确定食品生产经营者风险等级，并根据对食品生产经营者监督检查、监督抽检、投诉举报、案件查处、产品召回等监督管理记录实施动态调整。

食品生产经营者风险等级从低到高分为A级风险、B级风险、C级风险、D级风险四个等级。食品生产经营者风险等级的确定，采用评分方法进行，以百分制计算。其中，食品经营企业采用静态风险因素量化分值为40分，动态风险因素量化分值为60分；食品生产企业采用静态风险因素量化分值为40分，动态风险因素量化分值为40分和通用信用风险量化分值为20分。分值越高，风险等级越高。风险分值之和为0～30（含）分的，为A级风险；风险分值之和为30～45（含）分的，为B级风险；风险分值之和为45～60（含）分的，为C级风险；风险分值之和为60分以上的，为D级风险。

2．食品生产经营的分级监督管理

市场监督管理部门根据食品生产经营者风险等级划分结果，对较高风险生产经营者的监管优先于较低风险生产经营者的监管，实现监管资源的科学配置和有效利用。

（1）对风险等级为A级风险的食品生产经营者，原则上每年至少监督检查1次。

（2）对风险等级为B级风险的食品生产经营者，原则上每年至少监督检查1～2次。

（3）对风险等级为C级风险的食品生产经营者，原则上每年至少监督检查2～3次。

（4）对风险等级为D级风险的食品生产经营者，原则上每年至少监督检查3～4次。

具体检查频次和监管重点由各省级市场监督管理部门确定。

（二）日常监督检查

日常监督检查是指市级、县级市场监督管理部门按照年度食品生产经营监督检查计划，对本行政区域内食品生产经营者开展的常规性检查。

（三）飞行检查

飞行检查是指市场监督管理部门根据监督管理工作需要以及问题线索等，对食品生产经营者依法开展的不预先告知的监督检查。飞行检查具有突击性、独立性、高效性等特点。

（四）体系检查

体系检查是指市场监督管理部门以风险防控为导向，对特殊食品、高风险大宗食品生产企业和大型食品经营企业等的质量管理体系执行情况依法开展的系统性监督检查。

（五）信用监管

食品安全信用信息，是指食品安全监督管理部门在依法履行职责过程中制作或者获取的反映食品生产经营企业食品安全信用状况的数据、资料及食品单位守规践诺情况，包括食品生产经营者基础信息、行政许可信息、检查信息、食品监督抽检信息、行政处罚信息等信息。食品安全信用信息管理遵循属地管理、权责统一、全面覆盖、信息共享、动态更新、准确及时、公开便民的原则。县级以上人民政府食品安全监督管理部门根据本行政区域信用征信管理的相关规定，向有关部门提供信用信息，任何部门、任何人员不得擅自修改、删除食品安全信用信息。如需对食品安全信用信息进行修改，需要在数据系统中注明修改的理由以及批准修改的负责人。

（六）专项整治

专项整治，又称为专项治理、专项行动、集中治理，是食品安全监管部门依据法律、法规的规定，对某类突出食品安全问题，在一定时期内集中人员、集中精力针对特定内容和对象开展的集中打击或整治。

（七）抽样检验

食品安全监管部门通过对餐饮服务提供者进行定期、不定期的抽样检验，及时发现食品生产经营过程中存在的食品安全问题，依法采取行政处罚、责令改正、监督召回不安全食品等措施，达到打击各类违法生产经营食品行为、消除食品安全隐患的目的，是一种在案件稽查、事故调查、应急处置等工作中广泛运用的监管方式。

（八）责任约谈

食品安全监管部门为防范和控制食品安全风险、消除食品安全隐患，除在日常执法中因调查取证需对相关人员进行调查询问之外，当食品生产经营过程中存在食品安全隐患，未及时采取措施消除的，县级以上人民政府食品安全监督管理部门可以对食品生产经营者的法定代表人或者主要负责人进行责任约谈。约谈内容一般包括：一是通报违法违规事实及其行为的严重性；二是剖析发生违法违规行为的原因；三是告知整改的内容和期限；四是督促履行食品安全主体责任；五是其他应约谈的内容。

二、监督检查的要点

餐饮企业从规模上可划分为大型、中型、小型和微型企业。餐饮企业规模的划分可以参照国家统计局印发的新版《统计上大中小微型企业划分办法》进行（表9-1）。

表 9-1　餐饮企业规模划分表

指标名称	计量单位	大型	中型	小型	微型
从业人员（X）	人	X ≥ 300	100≤X<300	10 ≤ X < 100	X < 10
营业收入（Y）	万元	Y ≥ 10000	2000 ≤ Y < 10000	100 ≤ Y < 2000	Y < 100

注：大型、中型和小型企业须同时满足所列指标的下限，否则下划一档；微型企业只需满足所列指标中的一项即可；企业划分指标以现行统计制度为准；从业人员，是指期末从业人员数，没有期末从业人员数的，采用全年平均人员数代替；营业收入，限额以上餐饮业采用主营业务收入；限额以下餐饮业企业采用营业额代替。

对餐饮服务单位的检查要点可以参阅本教材附录三。

三、监督检查主要程序

（一）检查准备

检查人员在实施监督检查前应根据检查目的，确定检查范围、检查内容、检查重点、检查方式、检查时间、检查分工、检查进度等，并制定检查工作方案。携带相关检查文件及文书，以及必要的现场记录设备等。了解既往检查发现的问题、企业整改落实情况及其他需要准备的事项。市场监督管理部门组织实施监督检查应当由2名以上（含2名）监督检查人员参加。检查人员较多的，可以组成检查组。市场监督管理部门根据需要可以聘请相关领域专业技术人员参加监督检查。

（二）表明身份

进入现场后，检查人员应当当场出示有效执法证件或者市场监督管理部门出具的检查任务书。

（三）听取介绍及现场检查

餐饮服务单位应当配合监督检查工作，按照市场监督管理部门的要求，开放经营场所，回答相关询问，提供相关合同、票据、账簿以及前次监督检查结果和整改情况等其他有关资料，协助生产经营现场检查和抽样检验，并为检查人员提供必要的工作条件。检查人员按规定和检查要点要求开展监督检查。

市场监督管理部门实施监督检查，可以根据需要，依照食品安全抽样检验管理有关规定，对被检查单位生产经营的原料、半成品、成品等进行抽样检验，可以依法对企业食品安全管理人员随机进行监督抽查考核并公布考核情况。

（四）记录及检查情况汇总

检查人员对监督检查情况如实记录。除飞行检查外，实施监督检查会覆盖检查要点所有检查项目。检查人员在监督检查中对发现的问题进行记录，必要时可以拍摄现场情况，收集或者复印相关合同、票据、账簿以及其他有关资料。检查记录以及相关证据，可以作为行政处罚的依据。

检查结束后，检查人员可要求检查对象回避，核对检查中发现的问题，汇总检查情况，讨论确定检查意见。必要时，可将汇总情况向检查对象通报。

（五）整理归档

检查结束后，检查人员会将检查和跟踪检查中形成的材料，一并归入检查对象监督检查档案。

四、餐饮内部质量与安全监督管理

《中华人民共和国食品安全法》中明确提出：“食品安全标准是强制执行的标准。除食品安全标准外，不得制定其他食品强制性标准。”因食品的质量和安全的控制都会涉及技术层面的实践，国家在对食品的质量与安全管理中主要集中在安全的管理方面，餐饮企业更需要加强自身的质量管理能力。正如在本教材的第二章所提及的，监督管理是管理总体过程的封闭性的一个构成环节。对于大型餐饮企业，建议将食品的安全和其他质量监督功能合并，并成立独立的监督管理部门或指定专门负责人。内部的监督管理制度和体系的构建可以参照政府的监督管理构建。

除安全外，餐饮产品的质量可以按本教材第一章餐饮食品质量与安全概述，第二节餐饮食品质量与安全中餐饮食品质量构成与评价要素”的“安、味、意、养”逐项制定标准和控制手段并加以监督，也可以参照以下指标进行标准制定、控制和监督管理：色彩、香气、外形、器皿、质地（含声响）、滋味、温度、营养等。

·思考与练习题·

1. 政府什么部门负责监督餐饮企业的食品安全，监督部门都有哪些权限？

2. 餐饮企业应该办理哪些许可？办理食品经营许可需要具备什么条件？哪个部门负责办理？

3. 结合资料查阅，讨论餐饮服务食品安全监督量化分级的依据和划分形式。

第十章 CHAPTER 10 重大活动及特定餐饮服务管理

第一节　重大活动食品安全保障

重大活动主要是指由政府主办，以政治、文化、体育等方面进行筹备的大型或中型规模的群众性活动，并具有一定的社会影响力，具体来说就是有敏感性且活动时间较长的重要会议或重要人物的社交活动，例如全国性艺术或体育赛事、影响世界名人的艺术展览、经济贸易交流的会议等。重大活动势必会尊重食物进行娱乐消遣，在进行食品处理的过程中要采取相应的食物中毒预防措施，避免一切食源性疾病，杜绝任何妨碍群众健康的事情出现。

为了确保重大活动中能安全的食用食物，必须确保重大活动中的餐饮服务环节不能出现纰漏，必须有序地开展餐饮安全工作，国家药品监督管理局在过去多年监管餐饮活动的经验中不断完善监督制度。

一、重大活动食品安全保障原则

《重大活动餐饮服务食品安全监督管理规范》中要求，重大活动保障应坚持预防为主、科学管理、属地负责、分级监督的原则。

（一）预防为主

重大活动保障的重点是预防食品安全事故的发生。餐饮服务提供者在食品采购、加工、供应等各环节应采取各种措施，防止食品受到污染。

（二）科学管理

重大活动保障是以科学的管理为基础，餐饮服务提供者必须采取各项技术措施保障食品安全，监管部门也应督促指导其采取科学和正确的方法，确保食品安全。

（三）属地负责

根据监督保障任务的来源，重大活动保障工作分为省级任务和地区级任务。省级任务原则上由省级餐饮服务食品安全监管部门或会同相关地区餐饮服务食品安全监管部门共同承担，必要时可调用其他地区餐饮服务食品安全监管部门共同参加；地区级任务由相关地区餐饮服务食品安全监管部门承担，必要时可报请省级餐饮服务食品安全监管部门协助承担。

（四）分级监督

重大活动保障分为全程保障和重点监督两种方式，依据重大活动的性质和规模，确定实施保障的方式。

二、重大活动餐饮接待单位基本职责与资质

餐饮接待单位应当根据食品安全法律法规相关要求，从事食品生产经营活动，承担食品安全第一责任人的职责，接受重大活动主办单位的管理和餐饮服务食品安全监管部门的监督，积极配合监管部门及其派驻工作人员的监督管理，对监管部门及其工作人员所提出的意见认真整改，在重大活动开展前，与监管部门签订责任承诺书。

餐饮服务接待单位应持有效的食品经营许可证，具备与重大活动供餐人数、规模相适应的接待服务能力，食品安全监督量化分级管理达到A级标准（或具备与A级标准相当能力条件）。

三、重大活动餐饮服务监督管理与保障措施

在重大活动保障中，监管部门按照以下工作要点开展相关工作。其中涉及餐饮服务提供者的有关工作，餐饮服务提供者应积极做好配合。

（一）了解活动情况

重大活动主办单位原则上应于活动举办前20个工作日将相关信息及资料，书面通报餐饮服务食品安全监管部门。监管部门接到书面通报后，应及时了解以下相关信息及资料，餐饮服务提供者应按照要求进行报告。

（1）重大活动名称、举办时间、举办地点、参加人数。

（2）主办单位名称、联系人、联系方式。

（3）餐饮服务提供者名称、数量、地址、联系人及联系方式。

（4）参与重大活动人员驻地分布和餐饮、住宿情况。

（5）供餐方式、供餐地点及重要宴会、旅游活动、重大活动期间指定或赞助食品等相关情况。

（6）其他需要了解的情况。

（二）保障人员培训

监管部门组织相关人员进行保障工作培训，进一步明确工作任务、内容，了解掌握接待任务的具体安排、时间、餐次、人数、用餐方式和有关要求等。

（三）接待能力评估

监管部门在重大活动前，对餐饮服务提供者的供餐资质、接待能力、卫生状况和拟定食谱进行综合评估，并以书面评估报告方式送交活动主办方、餐饮服务提供者。餐饮服务提供者应按照要求提供相关资料，配合监管部门的现场检查评估工作。接待能力主要包含以下几方面。

1．管理资料

管理资料主要包括食品经营许可情况；餐饮服务提供者食品安全管理机构、管理人员、管理制度设立情况；从业人员身体健康证明及目前的健康状况。

2．加工供应现场

（1）餐饮服务提供者是否达到食品安全监督量化分级管理A级标准（或具有相应卫生条件）。

（2）加工经营场所布局设置、相关设备设施运行情况。

（3）加工制作过程中的监督检查情况。

（4）餐饮服务提供者是否具备相适应的接待服务能力。

3．食品、饮用水、食品工具

监管部门对餐饮服务提供者加工的直接入口食品、饮用水及食品工具、用具、容器等样品进行抽样检测。

4．食谱设计

（1）食谱中各种食品的加工制作过程应可杀死或破坏食品中有毒有害物质，保证食品安全。食谱设计的原则如下。

①食谱中供应菜肴的品种、数量应与加工制作场所、加工条件相适应，并符合相应的安全要求。

②不得供应违禁生食水产品和其他禁止生产经营的食品。

③不宜供应改刀熟食、色拉、刺身及含水分较高且容易变质的食品。

④操作工艺应保证成品制作完成至食用间隔时间在 2 小时内。

⑤原则上不得加工供应活动参加者的自带食品，必须供应的，安全问题由其自负。

（2）如有下列情形之一的食品，应在食谱中剔除。

①食谱审查认定可能引发食物中毒的食品。

②抽样检测异常的食品。

③未能出示有效证明文件的食品。

④超过保质期限的食品。

⑤外购散装直接入口熟食制品。

⑥食品安全行政部门为预防食物中毒禁止食用的食品。

⑦国家、地方法律法规规定的其他禁止生产经营的食品。

（四）活动前准备

餐饮服务提供者在承办重大活动前，应做好如下准备工作。

（1）了解食品从业人员健康动态状况，并要求食品安全管理人员对近期患有各种传染病、重感冒、腹泻等的从业人员进行密切观察，登记。

（2）对全体参与接待的从业人员，进行食品安全知识培训。

（3）做好食品和原料的进货渠道证明、供货商相关许可证明、食品检验（检疫）报告等索证工作。

（4）活动前对加工经营场所及接待现场进行清洁。

（5）检查食品留样相关设备设施及器具的筹备情况。

（五）开展监督保障

监管部门在重大活动过程中，根据重大活动级别、规模、供餐人数和供餐方法，选派食品安全监督人员进驻活动现场，开展以下监督管理。餐饮服务提供者应积极做好配合工作，保障食品安全。

1．资料审查

资料审查包括食品和原料的索证资料、各类有关记录和档案、食品从业人员健康证明等。

2．监督加工制作过程

（1）开展全程保障的，对食品加工制作环节进行全程监督，包括采购至供餐的所有过程、加工环境、餐饮具清洗消毒、食品留样、自带食品和赞助食品等。

（2）开展重点监督的，对食品加工制作关键环节进行重点监督，包括凉菜配置、备餐与供餐时间、食品中心温度、食品留样等。

（3）对不符合要求的，立即制止并提出整改意见。

（4）对临时或擅自改变供应食品品种、加工工艺、供餐方式或供餐时间的，应重新审核，符合要求后方可供餐；严重的可责令停止供餐，并报告给活动的主办方。

3．快速检测

通过对供餐食品及食品原料的快速检测，可以有效保障重大活动期间的食品安全。快速检测结果异常的，监管部门应责令餐饮服务提供者立即暂停使用，并进一步送检测机构确认。

四、应急预案与事故处理

为准确、合理地管控和解决各种可能的食品安全事故，重大活动餐饮服务提供者应该主动制定食品安全应急预案。餐饮服务食品安全应急预案的制定可以参阅本教材的第六章。

第二节　特定餐饮服务提供者要求

特定餐饮服务提供者指学校（含托幼机构）食堂、养老机构食堂、医疗机构食堂、中央厨房、集体用餐配送单位、连锁餐饮企业等。特定餐饮服务提供者往往制售的食品量比较大，一旦发生食品安全事故往往社会影响大、受害者数量大。在食品安全监督管理方面，特定餐饮服务提供者除要遵循餐饮服务单位一般要求外，还需遵守一些有针对性的要求。

一、特定餐饮服务提供者要求

（一）原料采购

特定餐饮服务提供者应建立供货者评价和退出机制，对供货者的食品安全状况等进行评价，将符合食品安全管理要求的列入供货者名录，及时更换不符合要求的供货者。鼓励其他餐饮服务提供者建立供货者评价和退出机制。特定餐饮服务提供者应自行或委托第三方机构定期对供货者食品安全状况进行现场评价。鼓励建立固定的供货渠道，与固定供货者签订供货协议，明确各自的食品安全责任和义务。鼓励根据每种原料的安全特性、风险高低及预期用途，确定对其供货者的管控力度。

（二）检验检测

中央厨房和集体用餐配送单位应制定检验检测计划，定期对大宗食品原料、加工制作环境等自行或委托具有资质的第三方机构进行检验检测。其他的特定餐饮服务提供者宜定期开展食品检验检测。

（三）食品安全管理机构和配备人员

中央厨房、集体用餐配送单位、连锁餐饮企业总部、网络餐饮服务第三方平台提供者应设立食品安全管理机构，配备专职食品安全管理人员。其他特定餐饮服务提供者应配备专职食品安全管理人员，宜设立食品安全管理机构。食品安全管理人员应按规定参加食品安全培训。

（四）加工操作规程制定

特定餐饮服务提供者应根据《餐饮服务食品安全操作规范 餐饮服务预防食物中毒注意事项》和经营实际，确定高风险的食品品种和加工制作环节，实施食品安全风险重点防控，制定加工操作规程。

（五）制售过程自查

特定餐饮服务提供者对其经营过程，应每周至少开展一次自查。

（六）培训考核

特定餐饮服务提供者应每半年对其从业人员进行一次食品安全培训考核。培训考核内容主要包括有关餐饮食品安全的法律法规知识、基础知识及本单位的食品安全管理制度、加工制作规程等。培训可采用专题讲座、实际操作、现场演示等方式。考核可采用询问、观察实际操作、答题等方式。餐饮服务单位在培训结束后应及时考核、评估效果、完善内容、改进方式。从业人员应在食品安全培训考核合格后方可上岗。

（七）文件和记录内容

特定餐饮服务提供者需要根据食品安全法律、法规、规章要求，结合经营实际，如实记录有关食品制售信息，宜制定文件管理要求，对文件进行有效管理，确保所使用的文件均为有效版本。特定餐饮服务提供者的文件和记录内容主要如下。

（1）从业人员培训考核、进货查验、原料出库、食品安全自查、食品召回、消费者投诉处置、餐厨废弃物处置、卫生间清洁等。存在食品添加剂采购与使用、检验检测等行为时，也应记录相关信息。

（2）采购的食品、食品添加剂、食品相关产品的名称、规格、数量、生产日期或者生产批号、保质期、进货日期以及供货者名称、地址、联系方式等内容，并保存相关记录。宜采用电子方式记录和保存相关内容。

（3）食品留样、设施设备清洗维护校验、卫生杀虫剂和杀鼠剂的使用。

（4）实行统一配送经营方式的，各门店也应建立并保存收货记录。

（5）学校（含托幼机构）食堂和养老机构食堂的备餐宜在专间内进行。

（6）学校（含托幼机构）食堂、养老机构食堂、医疗机构食堂、中央厨房、集体用餐配送单位、建筑工地食堂（供餐人数超过100人）和餐饮服务提供者（集体聚餐人数超过100人或为重大活动供餐），每餐次的食品成品应留样。其他餐饮服务提供者宜根据供餐对象、供餐人数、食品品种、食品安全控制能力和有关规定，进行食品成品留样。

二、学校（含托幼机构）食堂

为适应新时期加强学校食品安全与营养健康管理、推进健康中国建设的新要求，保障学生和教职工在校集中用餐的食品安全与营养健康，中华人民共和国教育部（简称教育部）、国家市场监督管理总局、国家卫生健康委员会2019年联合印发了《学校食品安全与营养健康管理规定》（教育部、国家市场监督管理总局、国家卫生健康委员会令第45号）。该“规定”共8章64条，包括总则、管理体制、学校职责、食堂管理、外购食品管理、食品安全事故调查与应急处置、责任追究、附则等。为了切实保障学生在校用餐的质量，“规定”立足当下，着眼长远，突出日常监管，结合学校特点作出了有针对性的特殊规定，例如要求学校中小学、幼儿园应当建立集中用餐陪餐制度，每餐均应当有学校相关负责人与学生共同用餐，做好陪餐记录，及时发现和解决集中用餐过程中存在的问题。未严格落实食品安全法及其实施条例和学校食品安全与营养健康管理规定，同年，国家市场监督管理总局办公厅、教育部办公厅、国家卫生健康委员会办公厅、公安部办公厅还发布了《关于落实主体责任强化校园食品安全管理的指导意见》，对供餐单位落实食品安全主体责任、学校落实食品安全校长（园长）负责制等进行了进一步的指导。

为保障各级各类学校和幼儿园（以下统称学校）食品安全和营养健康，落实《中华人民共和国反食品浪费法》《学校食品安全与营养健康管理规定》《营养与健康学校建设指南》，促进学生健康成长，教育部办公厅、国家市场监督管理总局办公厅、国家卫生健康委员会办公厅于2021年发布了《关于加强学校食堂卫生安全与营养健康管理工作的通知》(教体艺厅函〔2021〕38号)，明确中小学校和幼儿园不得制售冷荤类、生食类、裱花蛋糕、四季豆、鲜黄花菜、野生蘑菇、发芽土豆等高风险食品，鼓励使用膳食分析平台或软件，编制并公布每周带量食谱，确保学校用餐营养健康。此外，“通知”还在规范食堂建设、制止餐饮浪费、强化健康教育等方面作出了要求。

三、养老机构食堂

为深入贯彻党的十九届五中全会关于提高食品安全保障水平的决策部署和《中共中央 国务院关于深化改革加强食品安全工作的意见》要求，严格执行《中华人民共和国食品安全法》及其实施条例、《中华人民共和国老年人权益保障法》《国务院办公厅关于建立健全养老服务综合监管制度促进养老服务高质量发展的意见》和《养老机构管理办法》有关规定，严格落实食品安全“四个最严”要求，强化养老服务领域食品安全管理，更好保障老年人身体健康和生命安全，2021年，民政部、国家市场监督管理总局发布了《关于强化养老服务领域食品安全管理的意见》，在养老机构全面履行主体责任、强化监督管理责任、大力推进社会共治等方面给予了制度指导。

四、其他特定餐饮服务者

其他特定餐饮服务者包括医疗机构食堂、中央厨房、集体用餐配送单位、连锁餐饮企业等。

为规范中央厨房许可工作，保障消费者饮食安全，2011年，国家食品药品监督管理总局印发了《中央厨房许可审查规范》。该“规范”对中央厨房的开建和运营具有一定指导作用。

为解决部分连锁食品经营企业存在落实食品进货查验记录制度不到位、原料贮存和食品加工制作不规范、环境不整洁等问题，加强连锁食品经营企业食品安全监管，守护好人民群众“舌尖上的安全”，2021年，国家市场监督管理总局办公厅发布了《关于加强连锁食品经营企业食品安全监管的通知》。“通知”要求连锁食品经营企业总部要严格落实主体责任，各地市场监管部门要切实加大违法行为查处力度，强调各地市场监管部门要强化违法行为曝光和联合惩戒。

第三节　大批量制售的质量管理

一、餐饮业发展趋势

未来若干年内，由于社会的发展和消费需求的多样性，餐饮业将出现多级突破、多级并存的局面。而根据产业的发展规律，不同的突破方向还会相互吸收彼此的优点，在自己的发展方向上实现新的突破。

（一）产品定位

1．工业化

运用工业化思维来替代部分服务业，大大改变了餐饮业的经营方式。工业化主要作用降低人力成本，同时减少人为对食品的质量的干扰，同时又提高了菜品的制作效率，使得餐饮的运营成本大幅下降。餐饮业工业化的典型产品代表就是预制菜，形式主要体现为：调料包（代替部分厨师职能）+智能设备（代替部分厨师职能）+自助连锁餐厅（极端形式为无人餐厅，代替部分服务员）或批量面向消费者的零售预制菜。在此方向上，人工智能将扮演非常重要的角色。

2．美味健康

这类餐厅是食物品质和环境品质的有机融合。餐厅可能具有一定的研发能力，出售的菜品不仅美味和具有较好的品相，还会特别突出营养和安全，甚至具有提供营养配餐、弹性定制的能力。

3．创意与情感

随着社会财富的增加，人们对消费品的需求逐渐由实向虚，从追求物质消费演变成追求精神满足，从而使食物本身的价值对于消费者的作用下降，而提供食物本身之外的附加值成为主要卖点。

食物附加值可以体现在有用、有趣、情感和文化等。餐厅的有用，即餐厅除满足顾客对食物的享受之外，同时还提供其他的实用性功能，帮助顾客解决某方面问题，比如能够提供折扣的跨行业或跨品牌产品联营促销，新奇的瓶装饮料等；餐厅的有趣，比如通过特定场景或游戏使就餐者感到有趣，从而提高餐厅的吸引力；情感的餐厅，即解决和满足人们特定情感需求的餐厅，比如情感发泄、情感调节餐厅等；文化，就是将餐饮和文化结合，为餐厅赋予某种文化功能和风格，并成为某种文化的传播者和弘扬者。文化可以形成大大小小的细分圈子，餐厅可以选择不同的“圈子”定位。

（二）经营方式

1．单品突破与多品牌连锁

餐饮在发展过程实现了产品品类、用户群体的不断细分。细分的结果是出现了一大批超级爆品（品牌），动态聚集大量忠实受众，但同时也会形成一个个品牌孤岛。面对细分市场的不断蚕食，连锁餐饮品牌开始注意发展品牌矩阵，形成优势互补、单点突破的动态平衡。

2．新零售

传统餐饮主要以线下单一场景为主，由于获取流量和持续增长的双重需求，零售化成餐饮发展新思路。而目前餐饮是线下堂食+线上外卖两大场景为主。未来，线下+线上+新零售三大场景的组合模式可能会成为餐饮发展的新标配。

二、大批量制售的质量管理要点

（一）标准化与柔性制售

当今国际上流行一种新的理念，即“三流企业卖苦力，二流企业卖产品，一流企业卖专利，超一流企业卖标准”。“标准”实质上就是“规则”，大家做事必须遵循的准则和依据。按法律的约束性分有强制性标准、推荐性标准，餐饮企业如果没有标准不仅不能提供给顾客可靠的制品，甚至还可能出现违法现象。大批量生产往往重复性的劳动比较多，这为标准化工作也提供了基础条件。标准化有利于餐饮企业合法、高效、高质量的生产。

即使在需要进行柔性制售的餐饮企业，也应该进行标准化的工作。标准化和柔性制售二者并不矛盾。餐饮业的柔性制售应该建立在标准化基础之上。

（二）监督、检验与管理体系

因为餐饮业长期以手工为主，长期以来标准化工作滞后，最终在大多数企业未形成检验和监督的机制。从产品质量的控制角度，检验和监督是餐饮企业大批量生产质量控制的必要环节。批量制售的餐饮企业应该加强监督和检验的力量，积极引入管理体系。

（三）数字化和信息管理闭环

当今时代，数字化转型是每个行业都在努力的方向，餐饮行业同样如此。随着行业规模越来越大，各种业态更加丰富，人们的消费观念也有所改变，要想吸引更多有效客流，提升客源和业绩，优化消费者的服务体验，就必须重视大数据的利用。

数字化要转变成生产力，必须实现信息系统的闭环，最终把信息转化成新产品的开发、企业成本的压缩等。

（四）制度与企业文化并举

没有规矩，不成方圆。要实现企业的愿景和目标，离不开制度的建设。制度更是规模化制售的必要构件。企业文化是企业运行的一只“看不见的手”，是企业的灵魂，是推动企业发展的不竭动力。企业文化在企业的决策中会充分地表现出来。企业要实现长远发展，不应该忽视企业文化的建设。

·思考与练习题·

1．重大活动餐饮保障有什么特殊要求？
2．特定餐饮服务提供者主要包括哪些？和普通餐饮相比较有何特殊要求？
3．大批量制售食品安全的管理有何特点？

第十一章 餐饮质量与安全企业文化建设

CHAPTER 11

第一节　企业文化与职业道德

企业文化又称公司文化，对企业文化的认知大约出现在20世纪80年代。企业文化的概念国内外学者没有统一的表述，所以这个概念的清晰界定至今还比较模糊。国内外关于企业文化的概念表述有近两百种。

按《现代汉语词典》（第7版）的描述，文化可以指"人类在社会历史发展过程中所创造的物质财富和精神财富的总和，特指精神财富，如文学、艺术、教育、科学等。"

企业文化是在一定的条件下，企业生产经营和管理活动中所创造的具有该企业特色的精神财富和物质形态。它包括企业的观念、精神、道德规范、行为准则、历史传统、制度、环境等。其中价值观是企业文化的核心。

一、企业文化的体现形式

某个企业的具体企业文化可以从三个方面感受。

1．企业物质存在形式

企业物质存在形式又称企业"硬文化"，包括厂容、厂貌、机械设备、产品造型、外观、质量等。

2．企业制度

企业制度包括领导体制、人际关系以及各项规章制度和纪律等。

3．企业的精神文化

企业的精神文化又称"企业软文化"，包括各种行为规范、价值观念、企业的群体意识、职工素质和优良传统等，是企业文化的核心，被称为企业精神。

二、企业文化的作用

企业文化一旦形成，便具有导向、约束和激励、凝聚、协调等多种功能。

（一）导向功能

企业文化对于企业和企业中的各个人员的观念具有支持和指引的作用，可以使企业员工的行为与组织目标一致。导向功能是个人在企业文化的环境中形成的潜在观念，可以将企业的战略目标和员工的个人目标融合起来，使得员工能够积极而有指向的工作。

（二）约束和激励功能

企业文化中的共有价值观念，一旦发育成长到习俗化的程度，就会像其他文化形式一样产生强制性的规范作用。这种规范作用对于员工的思想的形成具有强大的约束作用，同时对于员工的行为也起到限制作用。如果有员工可能会违背这种行为规则，文化会潜在的约束其行为，维持企业的秩序。

激励功能指的是企业的文化价值取向如果和个人的价值产生共鸣，那么企业的员工内心会得到鼓舞和支持。良好的企业文化会形成一种愉快、激励的文化氛围，员工在该企业文化的包围下会得到认可和尊重，每个人才能尽最大可能地发挥自己的作用，同时也可以在企业中占领一席之地。员工将满足自身的需要与企业的长远规划关联在一起，形成一种使命感，最大限度地发挥员工的积极性和奋斗精神。

（三）凝聚功能

企业文化的凝聚功能，是指企业文化被企业员工共同认可后，就会成为一种吸引力，从各个方面把其成员聚合起来，从而产生一种巨大的向心力和凝聚力，将企业成员团结起来。企业文化是全体成员共同创造的群体意识，寄托了企业成员的理想、希望和要求。企业文化可以增强企业的凝聚力、向心力。

（四）协调功能

世界无处不充满矛盾。企业职工之间、各部门之间，由于各种原因难免会产生一些矛盾，解决这些矛盾需要各自进行自我调节。企业与环境、顾客、企业、国家、社会之间也会存在不协调、不适应之处，这也需要进行调整和适应。企业文化能使经营者和员工从容的处理这些矛盾。

三、职业道德

职业道德的概念有广义和狭义之分。广义的职业道德是指从业人员在职业活动中应该遵循的行为准则，涵盖了从业人员与服务对象、职业与职工、职业与职业之间的关系。狭义的职业道德是指在一定职业活动中应遵循的、体现一定职业特征的、调整一定职业关系的职业行为准则和规范。随着现代社会分工的发展和专业化程度的增强，市场竞争日趋激烈，整个社会对从业人员职业观念、职业态度、职业技能、职业纪律和职业作风的要求越来越高。爱岗敬业、诚实守信、服务群众、奉献社会为主要内容的职业道德，正鼓励人们在工作中为社会做出更多的贡献。

职业道德是社会道德体系的重要组成部分，它一方面具有社会道德的一般作用，另一方面又具有自身的特殊作用，具体表现如下。

1．有助于调节各方面之间的关系

一方面，职业道德可以调节从业人员内部的关系，即运用职业道德约束职业内部人员的行为，促进职业内部人员的团结与合作；另一方面，职业道德又可以调节从业人员和服务对象之间的关系，如职业道德规范员工要怎样对消费者负责等。

2．有助于维护和提高企业形象

一个企业的信用、形象和声誉主要靠产品的质量和服务质量，而提高从业人员职业道德水平是维护产品质量和服务质量的有效保证。

3．有助于促进本行业的发展

任何行业的发展离不开高素质的员工。员工素质主要包含知识、能力、责任心三个方面。责任心是员工素质的重要构成，也是职业道德的构成部分。因此，职业道德水平直接影响本行业的发展。

4．有助于提高全社会的道德水平

职业道德是整个社会道德的重要组成部分。一方面，职业道德涉及每个从业者如何对待职业，如何对待工作，同时也是一个从业人员的世界观、价值观的表现；另一方面，职业道德也是一个职业集体，甚至一个行业全体人员的行为表现，如果每个行业、每个职业集体都具备优良的道德素质，对整个社会道德水平的提高肯定会发挥重要作用。

四、职业道德与企业文化关系

可以说，职业道德是社会道德的组成部分，而企业文化是决定企业兴衰的隐形力量。企业内部的职业道德表现可以和企业文化进行有机融合，作为企业文化的构成要件，推动积极向上的企业文化建设。因此，在企业的文化构建中不能缺少职业道德的建设。

第二节　餐饮食品质量与安全文化建设

一、餐饮食品质量与安全文化内涵

餐饮食品质量与安全文化是餐饮企业文化的构成部分，它以追求食品质量和安全为导向，从行为和习惯上对从业者产生无形的约束，包括从业人员的食品质量与安全意识、食品质量与安全责任、食品质量与安全纪律和食品质量与安全技能在实际食品加工经营过程中的综合反映，是意识、责任、纪律、技能的总和。

二、餐饮质量与安全文化内容

（一）主动学法、遵纪守法的文化氛围

在食品质量与安全方面，我国有《中华人民共和国食品安全法》及其实施条例、《中华人民共和国产品质量法》和《中华人民共和国农产品质量安全法》等。一个注重食品质量和安全的企业应该培育一种员工积极学习和遵守法律法规的文化氛围，使学法守法成为一种习惯。

（二）追求更优产品和服务意识

产品的质量和服务提高是无止境的。在食品安全保障方面，国家出台了一系列的法律法规。同时，在食品行业还有很多推荐标准和政府倡议，食品生产经营企业应该在进一步提高产品和服务质量上下功夫。

（三）标准化意识

餐饮企业制定食品质量与安全的标准应该以市场为导向，以系统化为原则。标准化是实施餐饮质量与安全控制的基础，应该深入每名员工的意识和习惯，形成标准化的企业文化。

三、食品质量与安全文化建设途径

（一）领导表率

一般而言，企业文化的形成和企业的初创者关系紧密，同时也和企业的领导者紧密相关。企业的初创者或领导者应该以身作则，展现出对食品质量和安全的重视，体现出对食品质量与安全的专业精神。这样，企业就容易形成对食品质量与安全重视的文化氛围。

（二）广泛宣传教育

企业文化建设必须坚持以人为本，结合员工思想和企业工作实际，有重点、分层次、多形式、有针对地对广大员工进行宣传教育。如利用工作动态、简报、录像、报告、演讲、座谈、竞赛等形式，适时开展质量与安全任务教育，提高广大员工思想认识，从而增强其主人翁责任感。

（三）塑造企业精神

培育企业精神是企业文化建设的核心内容。企业精神是员工在生产经营管理活动中，为谋求自身的生存和发展而形成的，为广大员工认同的一种健康向上的群体意识。我们在企业文化建设中，要特别重视锻炼、塑造企业精神。要引导员工树立正确的价值观，强化职业道德，弘扬敬业爱岗的精神。比如，餐饮企业中应该引导员工塑造爱心、诚信、精细、标准化等关键词构成的企业精神。

（四）建立健全企业制度规范

企业的制度规范是企业在生产、经营、管理实践中建立健全起来的一种文化，它是企业为了达到生产经营目标，而要求员工必须遵守、执行的一种办事程序和行为规范。我们必须把建立健全各项规章制度放在重要议事日程，制定符合实际、切实可行的工作标准、管理标准、技术标准、考核标准，力求做到有章可循、违章必究，最终融入员工的习惯。

（五）营造文化氛围

企业文化建设离不开浓厚的企业文化氛围。诸如良好的工作环境、窗明几净的餐厅、有条不紊的工作秩序、图文并茂的宣传栏等。因为这些是展示企业文化建设的窗口，给员工以心灵上的陶冶与净化，同时又是树立企业形象的实际需要。

（六）把质量和安全融入企业标识

企业标识是企业的外在代码和象征。要注重企业标识的运用，如旗帜、名片、胸卡、徽章、工作证等，这些看似寻常的小事，却能使员工有一种自豪感、光荣感，因而产生责任感和使命感。企业标识中融入食品质量与安全的特征元素，能够时刻提醒员工餐饮企业食品质量与安全的重要性。

第三节　餐饮业食品追溯与诚信体系建设

一、食品追溯体系

在食品安全方面，国家在建立食品安全全程追溯制度。食品生产经营者应当依照食品安全法的规定，建立食品安全追溯体系，保证食品可追溯。

在餐饮的食品安全追溯方面，《餐饮服务食品安全操作规范》要求餐饮企业进行相关内容的记录并对记录保存时限提出了要求。

（一）餐饮企业记录内容

企业应记录如下内容。

（1）从业人员培训考核、进货查验、原料出库、食品安全自查、食品召回、消费者投诉处置、餐厨废弃物处置、卫生间清洁等信息。

（2）采购的食品、食品添加剂、食品相关产品的名称、规格、数量、生产日期或者生产批号、保质期、进货日期以及供货者名称、地址、联系方式等内容，并保存相关记录。

（3）特定餐饮服务提供者还应记录以下信息：食品留样、设施设备清洗维护校验、卫生杀虫剂和杀鼠剂的使用情况等。

（二）记录的保存时限

（1）进货查验记录和相关凭证的保存期限不得少于产品保质期满后6个月；没有明确保质期的，保存期限不得少于2年。其他各项记录保存期限宜为2年。

（2）网络餐饮服务第三方平台提供者和自建网站餐饮服务提供者应如实记录网络订餐的订单信息，包括食品的名称、下单时间、送餐人员、送达时间以及收货地址，信息保存时间不得少于6个月。

二、企业食品质量与安全的追溯

现代管理必须在对外开放的前提下，对内采取相对封闭性的管理，使得内部各个部分、环节，首尾相连、有序衔接，形成环路，从而构成一个完整无缺、有进有出的过程环流，使各部分连为一体，相互促进，以完成整体目标。

餐饮食品的质量和安全管理也应该形成一个闭环，而且纳入到企业管理的大闭环中。在食品安全方面，政府部门已经提出了强制要求。餐饮企业可以借鉴政府在食品安全方面的追溯要求，把餐饮食品的其他质量指标纳入到企业内部追溯体系中，最终把追溯体系整合到餐饮食品质量和安全的管理闭环中，不断提高食品的质量和安全管理水平。

三、餐饮服务企业的诚信建设

食品安全法指出“县级以上人民政府食品安全监督管理部门应当建立食品生产经营者食品安全信用档案，记录许可颁发、日常监督检查结果、违法行为查处等情况，依法向社会公布并实时更新”。原国家食品药品监督管理总局曾先后出台《食品安全信用信息管理办法》

（已失效）、《关于推进食品药品安全信用体系建设的指导意见》等文件以监督管理的角度推动食品诚信体系建设。同时，对于食品企业，诚信也是社会赋予的自然责任。因此，餐饮企业应该重视诚信建设。餐饮企业进行诚信建设可以从以下几方面着手。

（一）以物质建设为基础

餐饮服务提供者肯在食品安全硬件上投入，是诚信建设的基础保障。生产销售高质量的饭食，是餐饮服务提供者诚信经营的主体表现，也需要相应的硬件条件的。现在，仍然有很多餐饮企业不按专业规范要求规划和建设生产经营场所，在配置硬件方面舍不得花钱，最终影响食品的质量和安全。

（二）建立长效机制

第一，诚信建设应写进企业发展战略，长治久诚。第二，诚信建设应建立专门机构规划、计划、宣传、组织、培育、践行。建议和食品安全机构一套人马、合署办公。第三，诚信建设不能“空对空”，应扣住食品安全这个关键切入点，把执行食品安全管理方法的每一环节都与个人诚信和企业诚信契合在一起，培训、教育、检查、贯彻落实。第四，提高“调门”，两头抓起。诚信建设关乎怎样做人，食品安全关乎怎样做事。餐饮企业第一负责人要不回避、勇担当；餐饮企业的基层员工也要把诚信要求作业到每个生产行为之中。

（三）融入职业道德和企业文化建设

餐饮服务食品安全职业道德是餐饮服务企业从事食品经营的基本道德，它以一般的社会道德为基础，是从业人员的食品安全意识、食品安全责任、食品安全纪律和食品安全技能在餐饮服务过程中的综合反映，属于自律范围。诚信也是职业道德的重要体现形式，因此应该在企业职业道德和企业文化建设中融入诚信文化。

·思考与练习题·

1. 怎样建立企业内的食品质量与安全文化？
2. 查询资料描述政府在食品安全追溯体系中做出的贡献。
3. 餐饮企业建立食品质量与安全追溯体系有什么意义，应如何建立？

附录

附录一　法规、强制标准、规章制度及政府规范性文件

所列的法律法规未按照其效力划分，主要是按与本教材紧密程度分成三级：1级，与本教材关系非常紧密，强烈建议读者认真阅读（用“★★★”标示）；2级，与本教材关系比较紧密，建议阅读（用“★★”标示）；3级，与本教材有关，可以参考阅读（用“★”标示）。我国已经逐步形成了一套食品安全法律法规和标准体系，数量庞大，且不断更新，在此只列出很少一部分，并在名称后标注本教材参考的版本，建议读者跟踪相关修订动态，阅读最新版本。

级别	名称（版本）	标记
1	《中华人民共和国食品安全法》（2021）	★★★
1	《中华人民共和国食品安全法实施条例》（2019）	★★★
1	《食品安全国家标准　餐饮服务通用卫生规范》（GB 31654—2021）	★★★
1	《餐饮服务食品安全操作规范》（2018）	★★★
1	《企业落实食品安全主体责任监督管理规定》（2022）	★★★
1	《餐饮服务食品安全监督检查操作指南》（2019）	★★★
2	《食品经营许可和备案管理办法》（2023）	★★
2	《食品生产经营风险分级管理办法》（2016）	★★
2	《食品安全国家标准　食品经营过程卫生规范》（GB 31621—2014）	★★
2	《食品相关产品质量安全监督管理暂行办法》（2022）	★★
2	《国家食品安全事故应急预案》（2011）	★★
2	《食品召回管理办法》（2020）	★★
2	《食品生产经营监督检查管理办法》（2021）	★★
2	《食品安全风险监测管理规定》（2021）	★★
2	《餐饮质量安全提升行动方案》（2020）	★★
2	《学校食品安全与营养健康管理规定》（2019）	★★
2	《餐饮服务单位食品安全管理人员培训管理办法》（2011）	★★

续表

级别	名称（版本）	标记
2	《网络餐饮服务食品安全监督管理办法》（2020）	★★
2	《食品安全国家标准 消毒餐（饮）具》（GB 14934—2016）	★★
2	《食品安全国家标准 餐（饮）具集中消毒卫生规范》（GB 31651—2021）	★★
2	《餐饮服务明厨亮灶工作指导意见》（2018）	★★
3	《中华人民共和国标准化法》（2017）	★
3	《食品安全风险评估管理规定》（2021）	★
3	《中华人民共和国工业产品生产许可证管理条例实施办法》（2022）	★
3	《中华人民共和国农产品质量安全法》（2022）	★
3	《食用农产品市场销售质量安全监督管理办法》（2023）	★
3	《食品检验机构资质认定条件》（2016）	★
3	《中华人民共和国认证认可条例》（2020）	★
3	《食品安全国家标准 食品安全性毒理学评价程序》（GB 15193.1—2014）	★
3	《中华人民共和国进出口食品安全管理办法》（2021）	★
3	《中华人民共和国进出口商品检验法》（2021）	★
3	《出入境检验检疫报检规定》（2018）	★
3	《食品安全国家标准 预包装食品标签通则》（GB 7718—2011）	★
3	《农产品质量安全监测管理办法》（2022）	★
3	《市场监督管理行政处罚程序规定》（2022）	★
3	《工业产品生产许可证实施细则通则》（2018）	★
3	《中华人民共和国野生动物保护法》（2018）	★
3	《中华人民共和国渔业法》（2013）	★
3	《中华人民共和国工业产品生产许可证管理条例》（2005）	★
3	《中华人民共和国刑法》（2020）	★
3	《中华人民共和国行政处罚法》（2021）	★
3	《中华人民共和国广告法》（2021）	★
3	《中华人民共和国消费者保护法》（2013）	★
3	《国务院关于加强食品等产品安全监督管理的特别规定》（2007）	★
3	《中华人民共和国计量法》（2018）	★
3	《食品安全抽样检验管理办法》（2022）	★

附录二　常用概念

常用概念术语摘自《中华人民共和国食品安全法》《餐饮服务食品安全操作规范》和《食品安全国家标准 餐饮服务通用卫生规范》。

编号	概念	释义
1	食品	指各种供人食用或者饮用的成品和原料以及按照传统既是食品又是中药材的物品，但是不包括以治疗为目的的物品
2	食品安全	指食品无毒、无害，符合应当有的营养要求，对人体健康不造成任何急性、亚急性或者慢性危害
3	预包装食品	指预先定量包装或者制作在包装材料、容器中的食品
4	食品添加剂	指为改善食品品质和色、香、味以及为防腐、保鲜和加工工艺的需要而加入食品中的人工合成或者天然物质，包括营养强化剂
5	用于食品的包装材料和容器	指包装、盛放食品或者食品添加剂用的纸、竹、木、金属、搪瓷、陶瓷、塑料、橡胶、天然纤维、化学纤维、玻璃等制品和直接接触食品或者食品添加剂的涂料
6	用于食品生产经营的工具、设备	指在食品或者食品添加剂生产、销售、使用过程中直接接触食品或者食品添加剂的机械、管道、传送带、容器、用具、餐具等
7	用于食品的洗涤剂、消毒剂	指直接用于洗涤或者消毒食品、餐具、饮具以及直接接触食品的工具、设备或者食品包装材料和容器的物质
8	食品保质期	指食品在标明的贮存条件下保持品质的期限
9	食源性疾病	指食品中致病因素进入人体引起的感染性、中毒性等疾病，包括食物中毒
10	食品安全事故	指食源性疾病、食品污染等源于食品，对人体健康有危害或者可能有危害的事故
11	原料	指供加工制作食品所用的一切可食用或者饮用的物质
12	半成品	指原料经初步或部分加工制作后，尚需进一步加工制作的食品，不包括贮存的已加工制作成成品的食品
13	成品	指已制成的可直接食用或饮用的食品
14	餐饮服务场所	指与食品加工制作、供应直接或间接相关的区域，包括食品处理区、就餐区和辅助区
15	食品处理区	指贮存、加工制作食品及清洗消毒保洁餐用具（包括餐饮具、容器、工具等）等的区域。根据清洁程度的不同，可分为清洁操作区、准清洁操作区、一般操作区
16	清洁操作区	指为防止食品受到污染，清洁程度要求较高的加工制作区域，包括专间、专用操作区
17	专间	指处理或短时间存放直接入口食品的专用加工制作间，包括冷食间、生食间、裱花间、中央厨房和集体用餐配送单位的分装或包装间等
18	专用操作区	指处理或短时间存放直接入口食品的专用加工制作区域，包括现榨果蔬汁加工制作区、果蔬拼盘加工制作区、备餐区（指暂时放置、整理、分发成品的区域）等

续表

编号	概念	释义
19	准清洁操作区	指清洁程度要求次于清洁操作区的加工制作区域，包括烹饪区、餐用具保洁区
20	烹饪区	指对经过粗加工制作、切配的原料或半成品进行热加工制作的区域
21	餐用具保洁区	指存放清洗消毒后的餐饮具和接触直接入口食品的容器、工具的区域
22	一般操作区	指其他处理食品和餐用具的区域，包括粗加工制作区、切配区、餐用具清洗消毒区和食品库房等
23	粗加工制作区	指对原料进行挑拣、整理、解冻、清洗、剔除不可食用部分等加工制作的区域
24	切配区	指将粗加工制作后的原料，经过切割、称量、拼配等加工制作成为半成品的区域
25	餐用具清洗消毒区	指清洗、消毒餐饮具和接触直接入口食品的容器、工具的区域
26	就餐区	指供消费者就餐的区域
27	辅助区	指办公室、更衣区、门厅、大堂休息厅、歌舞台、卫生间、非食品库房等非直接处理食品的区域
28	中心温度	指块状食品或有容器存放的液态食品的中心部位的温度
29	冷藏	指将原料、半成品、成品置于冰点以上较低温度下贮存的过程，冷藏环境温度的范围应在0～8℃
30	冷冻	指将原料、半成品、成品置于冰点温度以下，以保持冰冻状态贮存的过程，冷冻温度的范围宜低于-12℃
31	交叉污染	指食品、从业人员、工具、容器、设备、设施、环境之间生物性或化学性污染物的相互转移、扩散的过程
32	分离	指通过在物品、设施、区域之间留有一定空间，而非通过设置物理阻断的方式进行隔离
33	分隔	指通过设置物理阻断如墙壁、屏障、遮罩等方式进行隔离
34	特定餐饮服务提供者	指学校（含托幼机构）食堂、养老机构食堂、医疗机构食堂、中央厨房、集体用餐配送单位、连锁餐饮企业等
35	高危易腐食品	指蛋白质或碳水化合物含量较高［通常酸碱度（pH）大于4.6且水分活度（Aw）大于0.85］，常温下容易腐败变质的食品
36	现榨果蔬汁	指以新鲜水果、蔬菜为原料，经压榨、粉碎等方法现场加工制作的供消费者直接饮用的果蔬汁饮品，不包括采用浓浆、浓缩汁、果蔬粉调配而成的饮料
37	现磨谷物类饮品	指以谷类、豆类等谷物为原料，经粉碎、研磨、煮制等方法现场加工制作的供消费者直接饮用的谷物饮品
38	餐饮服务	通过即时加工制作、商业销售和服务性劳动等，向消费者提供食品或食品和消费设施的服务活动
39	餐用具	餐（饮）具和接触直接入口食品的容器、工具、设备

附录三　市场监督管理部门对餐饮服务食品安全检查的要点

国家市场监督管理总局发布了《餐饮服务食品安全监督检查操作指南》，指南指出了餐饮服务检查的要点，读者可以参考这些检查要点加强食品安全管理，提高餐饮食品安全管理水平。

市场监管总局办公厅关于印发《餐饮服务食品安全监督检查操作指南》的通知（市监食经〔2019〕65号）

各省、自治区、直辖市及新疆生产建设兵团市场监管局（厅、委）：

为进一步提升餐饮服务食品安全监管的规范化精准化信息化水平，根据《中共中央 国务院关于深化改革加强食品安全工作的意见》《国务院关于加强和规范事中事后监管的指导意见》，市场监管总局制定了《餐饮服务食品安全监督检查操作指南》(以下简称《指南》)，现予印发。有关要求通知如下：

一、结合实际制定检查表单。省级市场监管部门要尽快梳理地方法律法规规定，以餐饮服务食品安全监督检查操作指南总表（附件1）为基础，制定本地区餐饮服务食品安全监督检查项目清单，并实行项目清单动态调整机制，提升监管的规范化水平。同时，可参考附件2、3、4三个监督检查参考要点表，结合本地区实际，根据餐饮服务提供者经营业态、经营方式、规模大小及风险高低、出现问题多少、影响程度大小、受处罚轻重等因素，对餐饮服务提供者科学分类，针对不同类型餐饮服务提供者明确相应的监管重点，从本地区餐饮服务食品安全监督检查项目清单中选取相应的检查项目，制定分类检查要点表，提升监管的精准化水平。

二、加强对《指南》运用工作的指导。省级市场监管部门制定的分类检查要点表，既可作为《食品生产经营日常监督检查管理办法》中的餐饮服务日常监督检查要点表，也可作为《食品生产经营风险分级管理办法（试行）》中的餐饮服务动态风险评价表。各地要实现餐饮服务食品安全监管领域检查表单的统一。省级市场监管部门要指导市县两级依据《食品生产经营日常监督检查管理办法》《食品生产经营风险分级管理办法（试行）》要求，做好餐饮服务食品安全监督检查工作。

三、逐步实现检查表单电子化。一是建立餐饮服务提供者基础信息库，对餐饮服务提供者进行分类，对不同类型餐饮服务提供者进行标签式标注。二是建立检查表单数据库，对不同类型餐饮服务提供者检查表单进行标签式标注。三是保持餐饮服务提供者基础信息库和检查表单数据库的主体标签相对应，在实际开展检查时，对不同类型的餐饮服务提供者，根据标签直接调取相应的检查要点表开展检查。四是将检查表单的使用与移动执法终端结合，在移动执法终端加载餐饮服务提供者基础信息库、检查表单数据库，监管人员根据实际检查对象的类型调取相应的检查要点表，通过勾选检查项目完成现场检查，并将检查结果直接归集到餐饮服务提供者基础信息库中，实现监督检查信息实时上传、流转、归集、存储，提升监管的信息化水平。

四、强化日常监管工作的培训。省级市场监管部门要指导市县两级按照学用结合的原则，通过专题培训、现场交流、实地教学等多种形式，使监管人员熟练掌握本地区餐饮服务食品安全监督检查项目清单和分类检查要点表的相关内容，尤其要注重一线监管人员的实践培训，使一线监管人员熟练掌握检查要点和检查方法。要加快推动日常监督检查信息化建设并加强培训，使监管人员熟练掌握移动执法终端等执法工具的使用，切实提升餐饮服务食品安全监督检查水平。

附件：

1. 餐饮服务食品安全监督检查操作指南（总表）
2. 餐饮服务食品安全监督检查参考要点表（中大型社会餐饮服务提供者）
3. 餐饮服务食品安全监督检查参考要点表（学校食堂）
4. 餐饮服务食品安全监督检查参考要点表（中央厨房和集体用餐配送单位）

市场监管总局办公厅

2019年11月22日

附件1

餐饮服务食品安全监督检查操作指南（总表）

项目代码	项目	内容代码	内容	参考检查方法	相关说明	适用对象
1	食品经营许可及信息公示	101	许可事项及其有效性	1. 查看食品经营许可证是否合法有效、与经营场所（实体门店）地址是否一致，将菜单对照食品经营许可证上的经营项目，查看是否有超范围经营现象	食品经营许可证应合法有效，在有效期内，无超范围经营现象；经营场所（实体门店）地址应与经营许可证上的场所地址保持一致	餐饮服务提供者
				2. 是否公示食品经营许可证	应在经营场所（如就餐区）醒目位置公示食品经营许可证	餐饮服务提供者
		102	信息公示	1. 查看曾开展过日常监督检查的餐饮服务提供者的公示栏，是否公示上一次检查结果记录表	曾开展过日常监督检查的餐饮服务提供者，应在就餐区等醒目位置公示上一次日常监督检查结果记录表	餐饮服务提供者
				2. 查看是否公示从事接触直接入口食品工作从业人员的健康证明	应当在学校食堂显著位置统一公示从事接触直接入口食品工作的从业人员的健康证明	特定餐饮服务提供者（学校食堂）
2	原料控制（含食品添加剂）	201	进货查验	随机抽查食品原料，检查有无进货查验记录和随货证明文件	（1）进货查验记录应包括食品的名称、规格、数量、生产日期或者生产批号、保质期、进货日期以及供货者名称、地址、联系方式等内容	餐饮服务企业
					（2）随货证明文件应按照以下要求查验： ①从食品生产者采购食品的，查验其食品生产相关许可和产品合格证明文件（食品出厂检验合格证或者其他合格证明）等；采购食品添加剂、食品相关产品的，查验其营业执照和产品合格证明文件等。 ②从食品销售者（商场、超市、便利店等）采购食品的，查验其食品经营许可证等；采购食品添加剂、食品相关产品的，查验其营业执照等。（可根据购物凭证情况判断） ③从食用农产品个体生产者直接采购食用农产品的，查验其有效身份证明。	餐饮服务提供者

续表

项目代码	项目	内容代码	内容	参考检查方法	相关说明	适用对象
2	原料控制（含食品添加剂）	201	进货查验	随机抽查食品原料，检查有无进货查验记录和随货证明文件	④从食用农产品生产企业和农民专业合作经济组织采购食用农产品的，查验其统一社会信用代码和产品合格证明文件。 ⑤从集中交易市场采购食用农产品的，索取并留存市场管理部门或经营者加盖公章（或负责人签字）的购货凭证。 ⑥采购按照规定应当检疫的畜禽肉类，还应查验动物产品检疫合格证明；采购猪肉的，还应查验肉品品质检验合格证明。 ⑦采购食品、食品添加剂、食品相关产品的，应留存每笔购物或送货凭证。 （3）实行统一配送经营方式的，可由企业总部统一查验供货者的相关资质证明及产品合格证明文件，留存每笔购物或送货凭证。各门店内能及时查询、获取相关证明文件复印件或凭证。 （4）进货查验记录和相关凭证保存期限不得少于产品保质期满后六个月；没有明确保质期的，保存期限不得少于二年	餐饮服务提供者
		202	原料贮存	1. 查看食品贮存区是否存在食品与非食品混放情形；是否存放有毒有害物质；食品贮存是否符合分类、分架、离墙、离地、有标识等要求；食品添加剂存放、使用是否符合要求	（1）库房或存放场所内应设置足够数量的存放架，分区、分架、分类存放食品，离墙、离地10厘米以上；同一库房内贮存不同类别的食品和非食品（如食品包装材料等），应分设存放区域，不同区域有明显的区分标识。分隔或分离贮存不同类型的食品原料。根据食品贮存条件，设置相应的食品库房或存放场所。散装食品（食用农产品除外）贮存位置，应标明食品的名称、生产日期或者生产批号、使用期限等内容。 （2）设置专柜（位）存放食品添加剂，并标注“食品添加剂”字样	餐饮服务提供者

续表

项目代码	项目	内容代码	内容	参考检查方法	相关说明	适用对象
2	原料控制（含食品添加剂）	202	原料贮存	2. 查看冷冻（藏）设施中的食品是否存在生熟混放，原料、半成品、成品混放等情形；查看冷冻（藏）温度是否符合要求	（1）应配有与供应品种、数量相适应的冷冻（藏）设施，能满足生熟分开存放要求。冷冻（藏）设施应正常运转，有正确显示设施内部温度的温度计或温度显示装置，设施内部温度符合要求，并应定期除霜、清洁和维护、清洗、校验。 （2）冷冻（藏）设施存放食品应按原料、半成品、成品分类分架放置，并有区分标识。 （3）冷冻（藏）库应使用防爆灯	餐饮服务提供者
				3. 查看是否存放禁用物质、无明确标识和无法说明来源的物质。 4. 发现存放无明确标识和无法说明来源的物质，要详细追问其名称、来源和用途。怀疑可能涉嫌非法添加或属于有毒有害物质的，采取临时控制措施，查清物质名称及使用情况	（1）禁止在餐饮加工场所贮存和添加由国务院食品安全监督管理部门会同国务院卫生行政等部门发布的非食品用化学物质和其他可能危害人体健康的物质。 （2）餐饮环节食品加工应遵守以下规定： ①禁止使用非食用物质。 ②禁止使用被包装材料、容器等污染的食品、食品添加剂。 ③不得采购、贮存、使用亚硝酸盐。 ④不得经营织纹螺、河豚［《关于有条件放开养殖红鳍东方鲀和养殖暗纹东方鲀加工经营的通知》（农办渔〔2016〕53号）中规定养殖红鳍东方鲀和养殖暗纹东方鲀预包装产品除外］、罂粟壳等法规明令禁止生产经营的食品。 ⑤食品不得添加药品，但可以添加按照国务院卫生行政部门会同国务院食品安全监督管理部门发布的传统既是食品又是中药材的物质。 （3）不得存放无合法标识、超过保质期、无合法来源、感官性状异常的原料	餐饮服务提供者
					（4）中小学、幼儿园食堂不得采购、贮存四季豆、鲜黄花菜、野生蘑菇、发芽土豆等高风险食品原料	特定餐饮服务提供者（中小学和幼儿园食堂）

续表

项目代码	项目	内容代码	内容	参考检查方法	相关说明	适用对象
2	原料控制（含食品添加剂）	203	供货者评价检查	查看是否建立供货者评价和退出机制	（1）应建立供货者评价和退出机制，对供货者的食品安全状况等进行评价，将符合食品安全管理要求的列入供货者名录，及时更换不符合要求的供货者。 （2）应自行或委托第三方机构定期对供货者食品安全状况进行现场评价	特定餐饮服务提供者
		204	原料检查	1. 随机抽查贮存设施或加工间的食品原料，查看其感官性状有无异常；查看食品的包装和标签、标识是否符合要求	（1）包装标签和标识检查： ①预包装食品的包装完整、清洁、无破损，标识与内容物一致；标签标明事项符合相关食品安全国家标准要求。 ②食品添加剂在标签上标注“食品添加剂”字样，标签标明事项应符合相关食品安全国家标准要求并标注使用范围、用量、使用方法等内容。 ③进口的预包装食品、食品添加剂应有中文标签。 ④食品、食品添加剂应在保质期内，不得有标注虚假生产日期、保质期限等情形。 （2）感官检查： 食品具有正常的感观性状，无腐败变质、霉变生虫、油脂酸败、混有异物、气味异常等情况	餐饮服务提供者
				2. 查看对变质、超过保质期、回收食品采取的措施是否符合要求	应当对变质、超过保质期或者回收的食品进行显著标示或者单独存放在有明确标志的场所，及时采取无害化处理、销毁等措施并如实记录	餐饮服务提供者
		205	食品加工用水检查	1. 查看食品加工用水的水质是否符合相关要求。 2. 查看加工制作现榨果蔬汁和食用冰等直接入口食品的用水是否安装净水设施或使用煮沸冷却后的生活饮用水	（1）食品加工用水的水质应符合GB 5749《生活饮用水卫生标准》规定。 （2）加工制作现榨果蔬汁、食用冰等直接入口食品的用水，应为预包装饮用水、使用经过水净化设备或设施处理后的直饮水、煮沸冷却后的生活饮用水	餐饮服务提供者

续表

项目代码	项目	内容代码	内容	参考检查方法	相关说明	适用对象
3	加工制作过程	301	加工制作基本要求	1. 查看是否具有与其加工制作的食品品种、数量相适应的加工场所及设施设备等（如大型聚餐的餐饮服务提供者的专间等是否超出供餐能力）。 2. 查看不同类型的食品原料、不同存在形式的食品及其盛放容器和加工制作工具分开存放措施是否有效；防止食品交叉污染措施是否有效。 3. 询问、查看是否存在《中华人民共和国食品安全法》禁止的加工食品行为	（1）应具有与其加工制作的食品品种、数量相适应的加工场所及设施设备等。 （2）应采取下列措施，避免食品加工制作过程中受到交叉污染： ①不同类型的食品原料（动物性、植物性、水产品等）、不同存在形式的食品（原料、半成品、成品）分开存放，其盛放容器和加工制作工具分类管理、按区分标识分开使用，定位存放。 ②接触食品的容器和工具不得直接放置在地面上或者接触不洁物。 ③食品处理区内不得从事可能污染食品的活动。 ④不得在辅助区（如卫生间、更衣区等）内加工制作食品、清洗消毒餐饮具。 ⑤餐饮服务场所内不得饲养和宰杀禽、畜等动物。 （3）不得存在《中华人民共和国食品安全法》第三十四条规定的禁止情形	餐饮服务提供者
		302	粗加工与切配	1. 查看食品原料是否洗净后使用。 2. 查看盛放或加工制作动物性、植物性、水产品等食品原料的工用具和容器是否分开使用并有明显标识	（1）盛放或加工制作动物性、植物性、水产品等食品原料的工用具和容器分开使用，并有明显区分标识，如：颜色、标志、文字等。 （2）食品原料应洗净后使用。禽蛋使用前应清洁外壳，必要时消毒	餐饮服务提供者
		303	烹饪加工	1. 查看盛放调味料的容器是否保持清洁，使用后是否加盖存放。 2. 查看煎炸油的色泽、气味、状态有无异常，询问煎炸油更换周期，必要时对煎炸油进行检测。 3. 查看油炸类食品、烧烤类食品、火锅类食品、糕点类食品、自制饮品等加工过程是否符合要求	（1）可使用快检方法检测煎炸油的酸价、极性组分等指标。 （2）自制饮品加工中，使用现制现售生鲜乳作为原料乳的，必须确保原料安全、加工过程安全	餐饮服务提供者

续表

项目代码	项目	内容代码	内容	参考检查方法	相关说明	适用对象
3	加工制作过程	304	专间及专用操作区（简称专区）内加工	1. 查看专间的标识、设施及人员操作是否符合要求	（1）各专间有标明用途的明显标识，如“冷食类食品专间”“裱花蛋糕专间”“生食类食品专间”等。 （2）专间设施要求： ①专间入口处应设有洗手、消毒、更衣设施，专间门应能够自动关闭。 ②食品传递窗为开闭式，其他窗为封闭式。 ③专间内应设空气消毒（紫外线、臭氧等）、冷冻（藏）、独立的空调等设施，设施运转正常。 ④专间内无明沟，地漏带水封。 ⑤专间内的废弃物容器盖子应当为非手动开启式。 ⑥专间温度不高于25℃。 （3）操作要求： ①专间内应由专人加工制作食品，专间加工人员应更换专用工作衣帽、佩戴口罩并清洗消毒手部后进入专间。 ②生食类食品、裱花蛋糕、冷食类食品的加工应在专间内进行（可不在专间加工的情形除外）。 ③中央厨房和集体用餐配送单位的食品冷却、分装等应在专间内进行（使用专用冷却设备的，可在专间外冷却）。 ④加工制作生食海产品，应在专间外剔除海产品的非食用部分，并将其洗净后，方可传递进专间。加工制作时，应避免海产品可食用部分受到污染。 ⑤蔬菜、水果、生食的海产品等食品原料应清洗处理干净后，方可传递进专间。预包装食品和一次性餐饮具应去除外层包装并保持最小包装清洁后，方可传递进专间	餐饮服务提供者
					（4）中小学、幼儿园食堂不得制售冷荤类食品、生食类食品、裱花蛋糕	特定餐饮服务提供者（中小学和幼儿园食堂）

续表

项目代码	项目	内容代码	内容	参考检查方法	相关说明	适用对象
3	加工制作过程	304	专间及专用操作区（简称专区）内加工	2. 查看专区的标识、设施及人员操作是否符合要求	（1）各专区有明显的标识标明用途。 （2）场所内无明沟，地漏带水封；设有工具清洗消毒设施和专用冷冻（藏）设施；入口处设置洗手、消毒设施。 （3）下列加工制作既可在专间也可在专区内进行： ①备餐。 ②现榨果蔬汁、果蔬拼盘等的加工制作。 ③仅加工制作植物性冷食类食品（不含非发酵豆制品）；对预包装食品进行拆封、装盘、调味等简单加工制作后即供应的；调制供消费者直接食用的调味料。 （4）现调、冲泡、分装饮品可不在专区内进行	餐饮服务提供者
		305	食品留样	查看食品留样是否符合要求	（1）每餐次的食品成品应留样，按品种分别盛放于专用密闭容器内，存放于专用冷藏设备中48小时以上。每个品种留样量应不少于125克。 （2）留样容器应标注留样名称、留样时间（月、日、时），或者标注与留样记录相对应的标识。 （3）应由专人管理留样食品、记录留样情况，记录内容包括留样食品名称、留样时间（月、日、时）、留样人员等	特定餐饮服务提供者［学校（含托幼机构）食堂、养老机构食堂、医疗机构食堂、中央厨房、集体用餐配送单位］、建筑工地食堂（供餐人数超过100人）和餐饮服务提供者（集体聚餐人数超过100人或为重大活动供餐）
		306	食品添加剂管理	1. 查看食品添加剂存放、使用是否符合要求。 2. 查看是否采购、贮存、使用亚硝酸盐。	（1）依据GB 2760《食品安全国家标准 食品添加剂使用标准》及相关国家公告规定使用食品添加剂，不得超范围、超限量使用食品添加剂。应专账记录食品添加剂的使用情况，包括食品添加剂的名称、添加量、添加的食品品种、操作人员等内容。有“最大使用量”规定的食品添加剂应精准称量和记录。	餐饮服务提供者

续表

项目代码	项目	内容代码	内容	参考检查方法	相关说明	适用对象
3	加工制作过程	306	食品添加剂管理	3. 对加工制作面制品的餐饮服务提供者，查看含铝添加剂使用是否符合要求	（2）不得采购、贮存、使用亚硝酸盐（包括亚硝酸钠、亚硝酸钾）。 （3）应使用专柜（位）存放食品添加剂，并标注“食品添加剂”字样。使用容器盛放拆包后的食品添加剂的，应在盛放容器上标明食品添加剂名称，并保留原包装	餐饮服务提供者
4	备餐、供餐与配送	401	备餐	1. 查看备餐场所是否符合要求	（1）在符合要求的专间或专区内进行备餐操作（包括食品成品的暂时放置、整理、分发）	餐饮服务提供者
					（2）学校食堂应设置专用的备餐间或者专区，制定并在显著位置公示人员操作规范	特定餐饮服务提供者（学校食堂）
				2. 查看盛装食品成品的容器和分派菜肴、整理造型的工具（如：菜盘、勺子、菜夹子、筷子）是否符合要求	（1）容器、工具应当维护良好，无损坏或部件松脱等现象。 （2）容器、工具使用前应当清洗消毒，表面应清洁。 （3）清洗消毒后的容器、工具应当存放在专用保洁设施或场所内备用。 （4）备餐容器和工具应与食品原料、半成品容器、工具明显区分，分开存放和使用	餐饮服务提供者
				3. 查看和询问放置于餐具内的菜肴围边、盘花等是否符合要求	（1）用作菜肴围边、盘花的材料应当符合食品安全要求。 （2）围边、盘花使用前应当清洗消毒	餐饮服务提供者
				4. 查看和询问食品存放温度、时间是否符合要求	（1）烹饪完毕至食用超过2小时的高危易腐食品，应在高于60℃或低于8℃的条件下存放。 （2）高危易腐食品在8～60℃下存放超过2小时，且感官无异常的，应按要求再加热至中心温度70℃以上后供餐。 （3）预包装食品供应时温度不超过标签标注温度上限的3℃	餐饮服务提供者
				5. 查看备餐人员个人卫生是否符合要求	备餐人员个人卫生应当符合本指南中804人员卫生、805工作衣帽和佩戴口罩的规定	餐饮服务提供者

续表

项目代码	项目	内容代码	内容	参考检查方法	相关说明	适用对象
4	备餐、供餐与配送	402	供餐	1. 查看是否采取有效措施，防止供餐过程中食品受到污染	（1）升降笼、食梯、滑道等传递设施应保持清洁。 （2）供应非预包装食品，应使用清洁的托盘等工具，避免从业人员的手部直接接触食品	餐饮服务提供者
				2. 查看供餐人员（服务员）个人卫生是否符合要求	供餐人员（服务员）个人卫生应当符合本指南中804人员卫生的规定	餐饮服务提供者
				3. 查看就餐区或者附近是否设置清洗设施	就餐区或者就餐区附近应当设置供用餐者清洗手部以及餐具、饮具的用水设施	特定餐饮服务提供者（学校食堂）
		403	食品配送一般要求（含餐饮服务提供者原料运输要求）	1. 查看是否具备符合贮存、运输要求的设施设备	贮存、运输对温度、湿度等有特殊要求的食品，应当具备保温、冷藏或者冷冻等设备设施，并保持有效运行	餐饮服务提供者和网络餐饮服务第三方平台提供者
				2. 查看配送车辆及存放食品的车厢或配送箱（包）是否符合要求	（1）配送食品的车辆与运输杀虫剂、杀鼠剂等有毒有害物品的车辆不得混用。 （2）配送高危易腐食品的，存放食品的车厢或配送箱（包）应具有保温、冷藏或热藏功能。 （3）存放食品的车厢或配送箱（包）应清洁	餐饮服务提供者和网络餐饮服务第三方平台提供者
				3. 查看与食品直接接触的配送容器是否符合要求	（1）配送容器应专用、密闭，能够防止灰尘、雨水等污染，如：加盖的食品周转箱、保温箱等。 （2）配送容器内部结构应便于清洁，如：容器内部采用圆弧结构，避免死角，以便于开展清洁。 （3）配送前，盛放食品成品的容器（一次性的除外）应当清洁、消毒	餐饮服务提供者和网络餐饮服务第三方平台提供者
				4. 查看食品配送过程是否符合要求	（1）车厢和配送箱（包）内应当无杀虫剂、杀鼠剂、燃料等有毒有害物质。 （2）同一车厢或外卖箱（包）配送的食品与非食品（如：洗涤剂、消毒剂、食品包装材料等物品）、不同存在形式的食品应分别存放于不同容器中，或进行独立包装，盛放容器和包装应严密。 （3）运输食品的温度和湿度应符合食品安全相关要求	餐饮服务提供者和网络餐饮服务第三方平台提供者

续表

项目代码	项目	内容代码	内容	参考检查方法	相关说明	适用对象
4	备餐、供餐与配送	404	中央厨房食品配送特殊要求	1. 查看中央厨房配送过程食品包装或盛放是否符合要求	中央厨房配送的食品应有包装（如：密封塑袋包装）或使用密闭容器（如：加盖周转箱）盛放。容器材料应符合食品安全国家标准或有关规定	特定餐饮服务提供者（中央厨房）
				2. 查看中央厨房配送食品的包装或容器标注信息是否符合要求	中央厨房配送食品的包装或容器上应标注以下信息： （1）中央厨房信息，包括中央厨房名称、地址、许可证号、联系方式等信息。 （2）配送的食品信息，包括食品名称、加工制作时间、冷冻或冷藏等特殊保存条件、保存期限等信息。 （3）餐饮门店加工制作要求等信息	特定餐饮服务提供者（中央厨房）
		405	集体用餐配送单位食品配送特殊要求	查看集体用餐配送单位配送过程中，食品的盛放容器是否密闭，食品容器上标注的信息是否符合要求	（1）集体用餐配送单位配送的食品应使用密闭容器（如：保温箱、保温桶）盛放。 （2）容器上应标注食用时限，冷藏配送的还应标注食用方法（如彻底再加热后食用）	特定餐饮服务提供者（集体用餐配送单位）
		406	餐饮外卖配送特殊要求	1. 查看送餐人员是否符合要求	送餐人员应当保持个人卫生，穿着清洁工作服	餐饮服务提供者和网络餐饮服务第三方平台提供者
				2. 查看需冷藏保存的外卖食品是否低温保存	配送需要冷藏保存的冷菜、冷加工糕点、色拉等高危易腐食品，配送箱（包）中应采取低温保存措施（如：加冰排、冰袋等），配送时还应与热食品分开存放，避免食品温度升高	餐饮服务提供者和网络餐饮服务第三方平台提供者
5	餐用具清洗消毒	501	清洗	1. 查看和询问餐用具采用何种清洗方式，清洗水池是否专用，是否标有明显标识，是否满足清洗需要	餐用具清洗消毒水池应专用，与食品原料、清洁用具及接触非直接入口食品的工具、容器清洗水池分开。采用化学消毒的餐用具，其清洗水池应具备与消毒要求相符合的数量	餐饮服务提供者

续表

项目代码	项目	内容代码	内容	参考检查方法	相关说明	适用对象
5	餐用具清洗消毒	501	清洗	2. 查看使用的洗涤剂包装标识是否齐全。 3. 查看和询问餐用具采用何种消毒方式	（1）洗涤剂包装标识应包括产品名称、生产厂名和厂址等内容。 （2）直接接触食品的，要查看包装上的A类或“可直接接触食品”标识。 （3）餐饮具消毒一般采用物理消毒和化学消毒两种方式	餐饮服务提供者
		502	物理消毒	查看其消毒设施（包括一体化洗碗消毒机）是否正常运转并能满足消毒需要	（1）物理消毒设备（如自动消毒碗柜等）应能正常运转。 （2）一体化洗碗机的消毒温度、时间等应确保消毒效果满足GB 14934《食品安全国家标准 消毒餐（饮）具》的要求	餐饮服务提供者
		503	化学消毒	查看使用的消毒剂包装标识及配比说明，询问从业人员配制等具体操作方法，必要时进行消毒液浓度检测	应配有含氯等消毒剂和水池等消毒设施设备	餐饮服务提供者
		504	特定区域自行消毒	在包间、吧台等区域进行餐饮具清洗消毒的餐饮服务提供者，查看其是否按要求进行清洗消毒	在包间、吧台等区域进行餐饮具清洗消毒的餐饮服务提供者，应符合本指南中501清洗、502物理消毒、503化学消毒的要求	餐饮服务提供者
		505	保洁	1. 查看和询问保洁设施是否符合相关要求	（1）消毒后的餐饮具应存放在保洁设施中。 （2）保洁设施应清洁、专用、密闭，有明显区分标识。 （3）使用敞开式的货架存放餐饮具，应采取防护措施，确保不会被蟑螂、老鼠、灰尘等污染	餐饮服务提供者
				2. 查看餐饮具是否清洁	应符合GB 14934《食品安全国家标准 消毒餐（饮）具》的规定。表面光洁，不得附着食物残渣等异物，不得有油渍、泡沫、异味	餐饮服务提供者
		506	集中清洗消毒	1. 查看餐饮具索证（营业执照）索票是否齐全	使用集中消毒餐饮具的餐饮服务提供者，应查验、留存餐饮具集中消毒服务单位的营业执照复印件和消毒合格证明。保存期限不得少于消毒餐饮具使用期限到期后6个月	餐饮服务提供者
				2. 查看餐饮具包装是否破损、是否符合标识要求、是否在使用期限内	集中消毒餐饮具包装上应标注单位名称、地址、联系方式、消毒日期和批号以及使用期限等内容	餐饮服务提供者

续表

项目代码	项目	内容代码	内容	参考检查方法	相关说明	适用对象
5	餐用具清洗消毒	507	一次性餐饮具	查看是否存在重复使用一次性餐饮具的现象	一次性餐饮具不得重复使用	餐饮服务提供者
6	场所和设施清洁维护	601	场所设置	1. 现场查看（必要时询问）餐饮经营场所建设环境，是否有污染源、活禽；查看粗加工、切配、烹饪和餐具清洗等需经常冲洗场所的地面、墙面、门窗、天花板等建筑结构是否坚固耐用，易于清洁	设置的加工经营场所与许可要求保持一致，与有毒、有害场所以及其他污染源保持规定的距离，场所内禁止圈养、宰杀畜类动物，食品处理区应设置在室内，建筑结构符合要求	餐饮服务提供者
				2. 查看场所及设施或设备布局情况，或依据询问及引导的实际使用路线作为现场检查路线，查看布局是否合理	（1）食品处理区应当按照原料进入、原料处理、加工制作、成品供应的顺序合理布局，并能避免食品接触有毒物、不洁物。 （2）实在无法分设时，应在不同时段分别运送原料、成品、使用后的餐饮具，或者使用无污染的方式覆盖运送成品	餐饮服务提供者
		602	设施设备	1. 询问员工（尤其是直接接触入口食品的操作岗位的员工）如何洗手，必要时测试洗手或消毒设施是否能正常使用	食品处理区应设置足够数量的洗手设施，其附近配备洗手液（皂）、消毒液、擦手纸、干手器等，从业人员专用洗手设施附近应有洗手方法标识	餐饮服务提供者
				2. 查看加工经营场所所有出入口、窗户、排气扇等设施是否完整、有效；是否存在有害生物活动迹象（如鼠粪、鼠咬痕等鼠迹，蟑尸、蟑粪、卵鞘等蟑迹）	（1）食品加工经营区防尘、防蝇、防鼠、防虫设施应符合要求，能防止有害生物入侵。 （2）杀虫剂和杀鼠剂不得存放在食品处理区和就餐场所，应避免污染食品或食品用工具	餐饮服务提供者
				3. 查看特定餐饮服务提供者是否有杀虫剂和杀鼠剂的使用记录	杀虫剂和杀鼠剂使用记录，包括受委托机构提供的记录	特定餐饮服务提供者
				4. 现场查看食品相关产品是否符合相关要求，必要时查看产品标识、说明书，或产品检测报告	工具、设备、容器、包装材料等应安全、无害，应无异味、脱落、脱色、变形等异常情况	餐饮服务提供者

续表

项目代码	项目	内容代码	内容	参考检查方法	相关说明	适用对象
6	场所和设施清洁维护	603	场所和设施清洁维护	1. 查看或询问冷冻（藏）、保温、陈列、采光、通风等设施设备是否能正常使用	（1）食品加工、贮存、陈列、采光等设施、设备运转正常，定期清洗、校验保温设施及冷冻（藏）设施。 （2）食品处理区，尤其是加工操作台应有充足的自然采光或人工照明设施，光源不得改变食品的感官颜色。食品处理区应通风良好	餐饮服务提供者
				2. 查看特定餐饮服务提供者的设施设备维护记录	特定餐饮服务提供者应有设施设备清洗维护校验记录	特定餐饮服务提供者
		604	场所卫生	1. 查看墙壁、天花板、门窗、地面、排水沟、操作台、食品加工用具等是否有破损、霉斑、积油、积水、污垢等	加工经营场所应保持整洁：墙壁、天花板、门窗、排水沟、操作台、食品加工用具等设施设备应清洁，不得存在破损或脱落、地面有积水和积垢等可能影响食品加工经营安全的情形	餐饮服务提供者
				2. 查看并询问卫生间设置位置及卫生情况	卫生间应当符合以下要求： （1）不得设置在食品处理区内；出入口不应直对食品处理区；与外界直接相通的门能自动关闭。 （2）出口附近应当设置洗手、干手设施。 （3）有独立的排风装置、防臭装置，排污口应位于餐饮服务场所外。 （4）应及时清洁，并有清洁记录	餐饮服务提供者
		605	餐厨废弃物管理	查看并询问餐厨废弃物的存放及清理情况	（1）应设有带盖子的废弃物存放容器，与食品加工制作容器应有明显的区分标识。 （2）废弃物应及时清理，不得溢出存放容器。 （3）与食品加工制作保持必要的距离，防止污染食品、水源、地面、食品接触面（包括接触食品的工作台面、工具、容器、包装材料等）。 （4）按照相关部门的要求处理餐厨废弃物	餐饮服务提供者

续表

项目代码	项目	内容代码	内容	参考检查方法	相关说明	适用对象
7	食品安全管理	701	设立食品安全管理机构，配备人员	1. 从不同途径询问了解是否建立食品安全管理机构；是否留存食品安全管理人员任职文件等有关证明资料。 2. 抽查考核食品安全管理人员是否掌握食品安全知识并询问其履职情况	（1）应配备专职或兼职食品安全管理人员，其应经过食品安全知识培训和考核，掌握与其岗位相适应的食品安全法律、法规、标准和专业知识，具备食品安全管理能力	餐饮服务企业
					（2）应配备专职食品安全管理人员，其应经过食品安全知识培训，考核合格并具有相应工作能力	特定餐饮服务提供者和网络餐饮服务第三方平台提供者
					（3）应设立食品安全管理机构	特定餐饮服务提供者（中央厨房、集体用餐配送单位、连锁餐饮企业总部）和网络餐饮服务第三方平台提供者
					（4）应建立健全食品安全管理制度，明确各岗位的食品安全责任，强化过程管理	餐饮服务企业
					（5）集中用餐单位食堂应当执行原料控制、餐饮具清洗消毒、食品留样等制度，督促承包方落实食品安全管理制度，承担管理责任	集中用餐单位食堂
					（6）学校食堂应建立健全并落实食品安全管理制度，按照规定制定并执行场所及设施设备清洗消毒、维修保养校验、原料采购至供餐全过程控制管理、餐具饮具清洗消毒、食品添加剂使用管理等食品安全管理制度	特定餐饮服务提供者（学校食堂）
				3. 查看有无食品安全事故处置预案	应建立食品安全事故处置预案	餐饮服务企业
		702	食品安全自查	1. 查看有无食品安全自查制度；是否按计划自查	应建立食品安全自查制度，结合经营实际，全面分析经营过程中的食品安全危害因素和风险点，确定食品安全自查项目和要求，建立自查清单，制订自查计划，并应如实记录	餐饮服务提供者

续表

项目代码	项目	内容代码	内容	参考检查方法	相关说明	适用对象
7	食品安全管理	702	食品安全自查	2. 查看有无食品安全自查记录并查看自查频次和内容是否符合相关规定；自查内容是否真实反映管理现状，了解发现问题的整改情况	（1）每年至少开展一次制度自查，国家食品安全相关法规文件发生变化时，应及时开展制度自查并修订。 （2）获知食品安全风险信息后，应立即开展专项自查	餐饮服务提供者
					（3）在经营过程中应每周至少开展一次定期自查	特定餐饮服务提供者
					（4）应每月开展一次定期自查	特定餐饮服务提供者以外的餐饮服务提供者
		703	检验检测相关要求	1. 查看是否自行或委托具有资质的第三方机构对大宗食品原料、加工环境进行检测，制定检验检测计划	（1）制订检验检测计划 （2）自行或委托具有资质的第三方机构定期对食品原料、加工环境等进行检验检测	特定餐饮服务提供者（中央厨房和集体用餐配送单位）
				2. 查看有无检验检测人员培训和考核记录	检验检测人员应经过培训和考核	餐饮服务提供者
		704	食品安全追溯	查看是否建立食品安全追溯体系	应当建立食品安全追溯体系，依照食品安全法的规定如实记录并保存进货查验等信息，保证食品可追溯	餐饮服务提供者
8	人员管理	801	人员管理制度要求	查看是否制定从业人员健康管理制度	应建立从业人员健康管理制度	餐饮服务提供者
		802	人员健康管理	1. 抽查从业人员健康档案，查看健康证明是否在有效期内。 2. 抽查在岗从事接触直接入口食品工作的从业人员是否取得有效健康证明	从事接触直接入口食品工作（包括从事清洁操作区内加工制作、切菜、配菜、烹饪、面点、饮料调配、传菜、餐饮具清洗消毒工作）的从业人员应取得健康证明，并应每年进行健康检查	餐饮服务提供者

续表

项目代码	项目	内容代码	内容	参考检查方法	相关说明	适用对象
8	人员管理	802	人员健康管理	3. 查看每日健康检查（晨检）记录。 4. 查看有无患有碍食品安全病症或手部有伤口的从业人员从事接触直接入口食品的工作	（1）食品安全管理人员应对从业人员组织开展每日健康检查，患有发热、腹泻、咽部炎症等病症及皮肤有伤口或感染的从业人员，应暂停从事接触直接入口食品的工作，待查明原因并将有碍食品安全的病症治愈后方可重新上岗。 （2）手部有伤口的从业人员，应佩戴一次性手套后，方可从事非接触直接入口食品的工作	餐饮服务提供者
		803	培训考核	1. 查看餐饮服务企业是否开展食品安全培训考核。 2. 随机监督抽查考核食品安全管理人员是否掌握食品安全知识	（1）餐饮服务企业应每年对其从业人员进行一次或以上食品安全培训考核。 （2）培训内容应符合食品安全要求。 （3）随机对食品安全管理人员进行监督抽查考核	餐饮服务企业
					（4）特定餐饮服务提供者应每半年对其从业人员进行一次或以上食品安全培训考核	特定餐饮服务提供者
		804	人员卫生	抽查在岗从业人员，查看个人卫生状况和手部清洁状况	（1）食品从业人员应保持个人卫生，从业人员不得留长指甲、涂指甲油。 （2）从业人员在加工制作食品前，应洗净手部，加工制作过程中，应保持手部清洁。 （3）从事接触直接入口食品工作的从业人员，加工制作食品前应洗净手部并进行手部消毒，手部清洗应符合相关要求，加工制作过程中，应保持手部清洁。 （4）从业人员在手套佩戴前应对手部进行清洗消毒，手套应清洁、无破损，手套使用过程中，应定时更换	餐饮服务提供者
		805	工作衣帽和佩戴口罩	1. 查看在岗从业人员工作衣帽的穿戴情况及工作服是否洁净	（1）食品处理区内从业人员应穿戴清洁工作衣帽从事食品加工操作，头发和佩戴饰物不应外露。 （2）工作服应定期、及时清洗和更换	餐饮服务提供者
				2. 查看清洁操作区和其他操作区的从业人员工作服有无明显区分	清洁操作区与其他操作区从业人员的工作服应有明显的颜色或标识区分，清洁操作区从业人员从事直接入口食品加工制作前，应更换专用工作衣帽	餐饮服务提供者

续表

项目代码	项目	内容代码	内容	参考检查方法	相关说明	适用对象
8	人员管理	805	工作衣帽和佩戴口罩	3. 查看专间及专区在岗从业人员口罩佩戴情况是否符合要求	（1）专间加工制作人员应更换专用的工作衣帽并佩戴口罩。 （2）专区内从事下列活动的从业人员应佩戴清洁的口罩： ①现榨果蔬汁加工制作。 ②果蔬拼盘加工制作。 ③仅加工制作植物性冷食类食品（不含非发酵豆制品）。 ④对预包装食品进行拆封、装盘、调味等简单加工制作后即供应的。 ⑤调制供消费者直接食用的调味料。 ⑥备餐	餐饮服务提供者
9	网络餐饮服务	901	网络餐饮服务第三方平台提供者（简称平台）、自建网站餐饮服务提供者备案	1. 查看监管部门的备案信息和通信主管部门批准的相关材料，确定平台是否按照要求进行备案	（1）平台应在通信主管部门批准后30个工作日内，向所在地省级食品安全监管部门备案。 （2）平台设立从事网络餐饮服务分支机构的，应当在设立后30个工作日内，向所在地县级食品安全监管部门备案	网络餐饮服务第三方平台提供者
				2. 查看监管部门的备案信息和通信主管部门批准的相关材料，确定自建网站餐饮服务提供者是否按照要求进行备案	自建网站餐饮服务提供者应当在通信主管部门备案后30个工作日内，向所在地县级食品安全监管部门备案	餐饮服务提供者
		902	平台管理制度、机构和人员	查看平台上公开的信息和平台食品安全管理文件、培训记录是否符合要求	（1）平台应当建立并执行入网餐饮服务提供者审查登记、违法行为制止及报告、严重违法停止平台服务、食品安全事故处置、消费者投诉举报处理等制度，并公开相关制度和投诉举报方式。 （2）平台应当妥善保存入网餐饮服务提供者的登记信息和交易信息。 （3）平台应当设置专门的食品安全管理机构，配备专职食品安全管理人员。 （4）平台应当每年对食品安全管理人员进行培训和考核，记录保存期限不得少于两年	网络餐饮服务第三方平台提供者

续表

项目代码	项目	内容代码	内容	参考检查方法	相关说明	适用对象
9	网络餐饮服务	903	平台对入网餐饮服务提供者的审查	1. 查看平台数据库记录的入网审查、入网协议等信息是否符合要求。 2. 采用线上线下检查相结合的方式，抽查看平台上的入网餐饮服务提供者是否取得食品经营许可证	（1）平台应当对入网餐饮服务提供者的食品经营许可证进行审查，并登记其名称、地址、法定代表人或者负责人及联系方式等信息。 （2）平台应当与入网餐饮服务提供者签订入网协议，明确双方食品安全管理责任	网络餐饮服务第三方平台提供者
		904	平台信息公示	查看平台上公示的信息是否符合要求	（1）平台和入网餐饮服务提供者应当在餐饮服务经营活动主页面公示餐饮服务提供者的名称、地址、食品经营许可证，公示信息应当真实	餐饮服务提供者和网络餐饮服务第三方平台提供者
					（2）入网餐饮服务提供者应在网上公示菜品名称和主要原料名称，公示信息应当真实	餐饮服务提供者
		905	平台对入网餐饮服务提供者违法行为自查和处置	查看平台数据库记录的抽查、监测、报告、停止平台服务等相关信息是否符合要求	（1）平台应当对入网餐饮服务提供者的经营行为进行抽查和监测。 （2）平台发现入网餐饮服务提供者存在违法行为，应当及时制止并立即报告食品安全监管部门；发现无证、假证、套证、超范围经营等违法行为的，应当立即停止平台相关服务	网络餐饮服务第三方平台提供者
		906	数据保存和交易信息记录	查看平台数据库记录的订单信息是否符合要求	平台和自建网站餐饮服务提供者应当如实记录网络订餐的订单信息，包括食品的名称、下单时间、送餐人员、送达时间以及收货地址，信息保存时间不得少于6个月	餐饮服务提供者和网络餐饮服务第三方平台提供者
		907	入网餐饮服务提供者要求	查看平台配送订单的餐饮服务提供者地址与线下实体店是否一致	不得将订单委托其他食品经营者加工制作	餐饮服务提供者
		908	送餐人员培训和管理	查看送餐人员培训记录是否符合要求	餐饮服务提供者、网络餐饮服务第三方平台提供者应当加强对送餐人员的食品安全培训和管理。培训记录保存期限不得少于两年	餐饮服务提供者和网络餐饮服务第三方平台提供者

续表

项目代码	项目	内容代码	内容	参考检查方法	相关说明	适用对象
9	网络餐饮服务	909	餐饮外卖配送	查看餐饮外卖配送人员、箱（包）、过程等是否符合要求	餐饮外卖配送应当符合本指南中403食品配送一般要求（含餐饮服务提供者原料运输要求）、406餐饮外卖配送特殊要求	餐饮服务提供者和网络餐饮服务第三方平台提供者

适用对象范围说明
餐饮服务提供者：包括社会餐饮服务经营者、单位食堂、中央厨房和集体用餐配送单位等。
餐饮服务企业：指具有《企业法人营业执照》的餐饮服务提供者。
特定餐饮服务提供者：包括学校（含托幼机构）食堂、养老机构食堂、医疗机构食堂、中央厨房、集体用餐配送单位、连锁餐饮企业等。
集中用餐单位食堂：包括学校食堂、托幼机构食堂、养老机构食堂、建筑工地食堂等。

附件2

餐饮服务食品安全监督检查参考要点表
（中大型社会餐饮服务提供者）

推荐的重点检查点位	项目序号	检查项目	检查序号	检查内容	检查结果	备注
信息公示区	1	信息公示	101	在吧台、就餐区等经营场所醒目位置公示食品经营许可证、上一次日常监督检查结果记录表	□是□否	
	2	食品经营许可	201	食品经营许可证合法有效，经营地址（实体门店）、经营项目与食品经营许可证一致	□是□否	
原料贮存区	3	原料贮存	301	同一库房内贮存不同类别的食品和非食品（如食品包装材料等），分设存放区域，不同区域有明显的区分标识	□是□否	
			302	冷冻（藏）设施正常运转，有正确显示设施内部温度的温度计或温度显示装置，设施内部温度符合规定。冷冻（藏）库使用防爆灯	□是□否	
			303	设有存放食品添加剂的专柜（位），并标注“食品添加剂”字样。食品添加剂的标签上标注有使用范围、用量、使用方法等内容	□是□否	
	4	原料质量检查	401	食品具有正常的感官性状，无超过保质期、无腐败变质等异常情形	□是□否	
			402	对变质、超过保质期或者回收的食品进行显著标示或者单独存放在有明确标志的场所，及时采取无害化处理、销毁等措施并如实记录	□是□否	
粗加工区	5	场所卫生	501	场所内无污染源和活禽，地面、墙壁、门窗、天花板等无霉斑、污垢、积油、积水等情形	□是□否	
	6	粗加工与切配	601	盛放或加工制作动物性、植物性、水产品等食品原料的工用具和容器分开使用，并有明显区分标识	□是□否	
专间	7	场所布局	701	各专间有标明用途的明显标识	□是□否	
			702	专间的门能自动闭合，窗户为封闭式（用于传递食品的除外），专间的门和食品传递窗口及时关闭	□是□否	
	8	设施设备	801	专间内设有空气消毒、冷冻（藏）、独立的空调等设施，专间内温度不高于25℃	□是□否	

续表

推荐的重点检查点位	项目序号	检查项目	检查序号	检查内容	检查结果	备注
专间	9	人员	901	专间内由专人加工制作。加工制作人员穿戴专用的工作衣帽、佩戴口罩并严格清洗消毒手部后进入专间	□是□否	
	10	加工制作	1001	生食类食品、裱花蛋糕、冷食类食品等的加工在专间内进行（可不在专间加工的情形除外）	□是□否	
	11	废弃物要求	1101	专间内的废弃物容器的盖子为非手动开启式	□是□否	
专用操作区	12	加工制作	1201	在专用操作区内从事备餐、制作现榨果蔬汁或果蔬拼盘、制作植物性冷食类食品（不含非发酵豆制品）及预包装食品的拆封、装盘、调味等加工制作	□是□否	
	13	人员	1301	加工制作人员穿戴专用的工作衣帽并按规定佩戴口罩，加工制作前严格清洗消毒手部	□是□否	
烹饪区	14	工具容器	1401	盛放调味料的容器表面清洁，加盖存放	□是□否	
			1402	用于加工动物性、植物性、水产品等食品原料的容器、工用具分开使用，并有明显区分标识	□是□否	
	15	防尘、防有害生物设施	1501	配备防尘、防蝇、防鼠、防虫等设施设备	□是□否	
	16	照明、通风排烟设施	1601	配备通风、排烟、充足的自然光或人工照明设施，定期清洁，光源不改变食品的感官颜色	□是□否	
	17	加工制作	1701	未在餐饮加工场所贮存和添加由国务院食品安全监督管理部门会同国务院卫生行政等部门发布的非食品用化学物质和其他可能危害人体健康的物质	□是□否	
			1702	油炸类食品、烧烤类食品、火锅类食品、糕点类食品、自制饮品等加工过程符合要求	□是□否	
			1703	未超范围、超限量使用食品添加剂，准确称量和记录有“最大使用量”规定的食品添加剂	□是□否	
			1704	未采购、贮存、使用亚硝酸盐（包括亚硝酸钠、亚硝酸钾）	□是□否	

续表

推荐的重点检查点位	项目序号	检查项目	检查序号	检查内容	检查结果	备注
烹饪区	18	食品留样	1801	集体聚餐人数超过100人或为重大活动供餐，每餐次食品成品留样，每个品种留样量不少于125克，并有留样记录	□是□否	
	19	废弃物要求	1901	餐厨废弃物存放容器与食品加工制作容器有明显的区分标识，并及时清理，餐厨废弃物未溢出存放容器。存放废弃物的容器设有盖子	□是□否	
	20	人员卫生	2001	从事接触直接入口食品的工作的从业人员，加工制作食品前对手部进行清洗消毒	□是□否	
就餐区	21	场所卫生	2101	就餐场所卫生清洁	□是□否	
			2102	预包装食品供应温度不超过标签标注温度上限的3℃	□是□否	
	22	设施	2201	根据就餐区布局、面积合理使用防虫、防鼠等设施，场所无苍蝇、老鼠、蟑螂等	□是□否	
餐用具清洗消毒区	23	清洗	2301	具有专用的餐用具清洗消毒水池，与食品原料、清洁用具及接触非直接入口食品的工具、容器清洗水池分开	□是□否	
			2302	洗涤剂、消毒剂的包装上标识有产品名称、生产厂名和厂址等内容	□是□否	
	24	消毒	2401	采用物理消毒的，消毒设备正常运转，消毒温度和时间符合相关要求	□是□否	
			2402	采用化学消毒的，配有含氯等消毒剂和水池等消毒设施设备，消毒液配制行为和消毒液浓度符合相关要求	□是□否	
餐用具保洁区	25	保洁设施	2501	消毒后的餐饮具存放在清洁、专用、密闭的保洁设施中，并有明显区分标识	□是□否	
			2502	使用敞开式的货架存放餐饮具，采取防护措施	□是□否	
卫生间	26	场所布局	2601	食品处理区内未设置卫生间。卫生间与外界直接相通的门能自动关闭	□是□否	
	27	设施	2701	卫生间出口附近设有洗手、干手设施	□是□否	
配送	28	设施设备	2801	贮存、运输对温度、湿度等有特殊要求的食品，具备保温、冷藏或者冷冻等设备设施，并保持有效运行	□是□否	
			2802	使用专用的密闭容器和车辆配送食品。配送食品的车辆未与运输杀虫剂、杀鼠剂等有毒有害物品的车辆混用	□是□否	

续表

推荐的重点检查点位	项目序号	检查项目	检查序号	检查内容	检查结果	备注
配送	28	设施设备	2803	配送前，清洗消毒盛放食品成品的容器（一次性容器除外）	□是□否	
	29	配送条件要求	2901	食品的配送温度和湿度符合食品安全要求。高危易腐食品采取低温保存措施	□是□否	
	30	人员卫生	3001	送餐人员个人卫生良好	□是□否	
文件保存区	31	文件与记录	3101	具有食品、食品添加剂、食品相关产品的随货证明文件、每笔购物或送货凭证。具有完整的进货查验记录	□是□否	
			3102	采购畜禽肉类的，还具有动物产品检疫合格证明；采购猪肉的，还具有肉品品质检验合格证明	□是□否	
			3103	使用集中消毒餐饮具的，具有集中消毒餐饮具企业的营业执照和产品的消毒合格证明	□是□否	
			3104	有食品安全管理制度、食品安全追溯体系、设施设备清洗维护校验记录、从业人员每日健康检查（晨检）记录、食品安全自查记录（每月一次）、从业人员食品安全培训考核记录（每年一次）等	□是□否	

附件3

餐饮服务食品安全监督检查参考要点表
（学校食堂）

推荐的重点检查点位	项目序号	检查项目	检查序号	检查内容	检查结果	备注
信息公示区	1	信息公示	101	在就餐区等经营场所醒目位置公示食品经营许可证、上一次日常监督检查结果记录表、从事接触直接入口食品工作的从业人员健康证明等	□是□否	
			102	公示食品原料进货来源、供餐单位等信息	□是□否	
	2	食品经营许可	201	食品经营许可证合法有效，实际经营地址、许可项目等事项与食品经营许可证一致	□是□否	
原料贮存区	3	原料贮存	301	同一库房内贮存不同类别的食品和非食品（如食品包装材料等），分设存放区域，不同区域有明显的区分标识	□是□否	
			302	冷冻（藏）设施正常运转，有正确显示设施内部温度的温度计或温度显示装置，设施内部温度符合规定。冷冻（藏）库使用防爆灯	□是□否	
			303	设有存放食品添加剂的专柜（位），并标注“食品添加剂”字样。食品添加剂的标签上标注有使用范围、用量、使用方法等内容	□是□否	
			304	中小学、幼儿园食堂未采购、贮存四季豆、鲜黄花菜、野生蘑菇、发芽土豆等高风险食品原料	□是□否	
	4	原料质量检查	401	食品具有正常的感官性状，无超过保质期、无腐败变质等异常情形	□是□否	
			402	对变质、超过保质期或者回收的食品进行显著标示或者单独存放在有明确标志的场所，及时采取无害化处理、销毁等措施并如实记录	□是□否	
粗加工区	5	场所卫生	501	场所内无污染源和活禽，地面、墙壁、门窗、天花板等无霉斑、污垢、积油、积水等情形	□是□否	
	6	粗加工与切配	601	盛放或加工制作动物性、植物性、水产品等食品原料的工用具和容器分开，使用并有明显区分标识	□是□否	

续表

推荐的重点检查点位	项目序号	检查项目	检查序号	检查内容	检查结果	备注
专间	7	场所布局	701	各专间有标明用途的明显标识	□是□否	
			702	专间的门能自动闭合，窗户为封闭式（用于传递食品的除外），专间的门和食品传递窗口及时关闭	□是□否	
	8	设施设备	801	专间内设有空气消毒、冷冻（藏）、独立的空调等设施，专间内温度不高于25℃	□是□否	
	9	人员	901	专间内由专人加工制作。加工人员穿戴专用的工作衣帽、佩戴口罩并严格清洗消毒手部后进入专间	□是□否	
	10	加工制作	1001	中小学、幼儿园食堂未制售冷荤类食品、生食类食品、裱花蛋糕	□是□否	
	11	废弃物要求	1101	专间内的废弃物容器的盖子为非手动开启式	□是□否	
专用操作区	12	加工制作	1201	在专用操作区内进行预包装食品的拆封、装盘、调味等加工制作	□是□否	
			1202	设置专用的备餐间或者备餐操作区	□是□否	
			1203	制定并在显著位置公示加工制作规范	□是□否	
	13	人员	1301	加工制作人员穿戴专用的工作衣帽并按规定佩戴口罩，加工制作前严格清洗消毒手部	□是□否	
烹饪区	14	工具容器	1401	盛放调味料的容器表面清洁，加盖存放	□是□否	
			1402	用于加工动物性、植物性、水产品等食品原料的容器、工用具分开使用，并有明显区分标识	□是□否	
	15	防尘、防有害生物设施	1501	配备防尘、防蝇、防鼠、防虫等设施设备，能够出具有害生物消杀记录	□是□否	
	16	照明、通风排烟设施	1601	配备通风、排烟、充足的自然光或人工照明设施，定期清洁，光源不改变食品的感官颜色	□是□否	
	17	加工制作	1701	未在餐饮加工场所贮存和添加由国务院食品安全监督管理部门会同国务院卫生行政等部门发布的非食品用化学物质和其他可能危害人体健康的物质	□是□否	
			1702	油炸类食品、烧烤类食品、糕点类食品、自制饮品等加工过程符合要求	□是□否	

续表

推荐的重点检查点位	项目序号	检查项目	检查序号	检查内容	检查结果	备注
烹饪区	17	加工制作	1703	未超范围、超限量使用食品添加剂，准确称量和记录有“最大使用量”规定的食品添加剂	□是□否	
			1704	未采购、贮存、使用亚硝酸盐（包括亚硝酸钠、亚硝酸钾）	□是□否	
	18	食品留样	1801	对每餐次加工制作的每种食品成品进行留样，每个品种留样量不少于125克，并有留样记录	□是□否	
	19	废弃物要求	1901	餐厨废弃物存放容器与食品加工制作容器有明显的区分标识，并及时清理，餐厨废弃物未溢出存放容器。存放废弃物的容器设有盖子	□是□否	
	20	人员卫生	2001	从事接触直接入口食品的工作的从业人员，加工制作食品前对手部进行清洗消毒	□是□否	
就餐区	21	场所卫生	2101	就餐场所卫生清洁	□是□否	
			2102	从业人员未有在食堂内吸烟等行为	□是□否	
	22	设施	2201	根据就餐区布局、面积合理使用防虫、防鼠等设施，场所无苍蝇、老鼠、蟑螂等	□是□否	
			2202	就餐区或就餐区附近设有供用餐者清洗手部以及餐具、饮具的用水设施	□是□否	
餐用具清洗消毒区	23	清洗	2301	具有专用的餐用具清洗消毒水池，与食品原料、清洁用具及接触非直接入口食品的工具、容器清洗水池分开	□是□否	
			2302	洗涤剂、消毒剂的包装上标识有产品名称、生产厂名和厂址等内容	□是□否	
	24	消毒	2401	采用物理消毒的，消毒设备能正常运转，消毒温度和时间符合相关要求	□是□否	
			2402	采用化学消毒的，配有含氯等消毒剂和水池等消毒设施设备，消毒液配制行为和消毒液浓度符合相关要求	□是□否	
餐用具保洁区	25	保洁设施	2501	消毒后的餐饮具存放在清洁、专用、密闭的保洁设施中，并有明显区分标识	□是□否	
			2502	使用敞开式的货架存放餐饮具，采取防护措施	□是□否	

续表

推荐的重点检查点位	项目序号	检查项目	检查序号	检查内容	检查结果	备注
文件保存区	26	文件与记录	2601	具有食品、食品添加剂、食品相关产品的随货证明文件、每笔购物或送货凭证。具有完整的进货查验记录	□是□否	
			2602	采购畜禽肉类的，还具有动物产品检疫合格证明；采购猪肉的，还具有肉品品质检验合格证明	□是□否	
			2603	有食品安全管理制度、食品安全追溯体系、供货者评价和退出制度、加工操作规程、设施设备清洗维护校验记录、从业人员每日健康检查（晨检）记录、食品安全自查记录（每周一次）、从业人员食品安全培训考核记录（每半年一次）等	□是□否	

附件4

餐饮服务食品安全监督检查参考要点表
（中央厨房和集体用餐配送单位）

推荐的重点检查点位	项目序号	检查项目	检查序号	检查内容	检查结果	备注
信息公示区	1	信息公示	101	在经营场所醒目位置公示食品经营许可证、上一次日常监督检查结果记录表	□是□否	
	2	食品经营许可	201	食品经营许可证合法有效，经营地址、许可项目与食品经营许可证一致	□是□否	
原料贮存区	3	原料贮存	301	同一库房内贮存不同类别的食品和非食品（如食品包装材料等），分设存放区域，不同区域有明显的区分标识	□是□否	
			302	冷冻（藏）设施正常运转，有正确显示设施内部温度的温度计或温度显示装置，设施内部温度符合规定。冷冻（藏）库使用防爆灯	□是□否	
			303	设有存放食品添加剂的专柜（位），并标注“食品添加剂”字样。食品添加剂的标签上标注有使用范围、用量、使用方法等内容	□是□否	
	4	原料质量检查	401	食品具有正常的感官性状，无超过保质期、无腐败变质等异常情形	□是□否	
			402	对变质、超过保质期或者回收的食品进行显著标示或者单独存放在有明确标志的场所，及时采取无害化处理、销毁等措施并如实记录	□是□否	
粗加工区	5	场所卫生	501	场所内无污染源和活禽，地面、墙壁、门窗、天花板等无霉斑、污垢、积油、积水等情形	□是□否	
	6	粗加工与切配	601	盛放或加工制作动物性、植物性、水产品等食品原料的工用具和容器分开使用，并有明显区分标识	□是□否	
专间烹饪区	7	场所布局	701	各专间有标明用途的明显标识	□是□否	
			702	专间的门能自动闭合，窗户为封闭式（用于传递食品的除外），专间的门和食品传递窗口及时关闭	□是□否	
	8	设施设备	801	专间内设有空气消毒、冷冻（藏）、独立的空调等设施，专间内温度不高于25℃	□是□否	
	9	人员	901	专间内由专人加工制作。加工人员穿戴专用的工作衣帽、佩戴口罩并严格清洗消毒手部后进入专间	□是□否	

续表

推荐的重点检查点位	项目序号	检查项目	检查序号	检查内容	检查结果	备注
专间烹饪区	10	加工制作	1001	生食类食品、裱花蛋糕、冷食类食品等的加工在专间内进行（可不在专间加工的情形除外）	□是□否	
			1002	食品的冷却、分装等在专间内进行	□是□否	
	11	废弃物要求	1101	专间内的废弃物容器的盖子为非手动开启式	□是□否	
	12	工具容器	1201	盛放调味料的容器表面清洁，加盖存放	□是□否	
			1202	用于加工动物性、植物性、水产品等食品原料的容器、工用具分开使用，并有明显区分标识	□是□否	
	13	防尘、防有害生物设施	1301	配备防尘、防蝇、防鼠、防虫等设施设备，能够出具有害生物消杀记录	□是□否	
	14	照明、通风排烟设施	1401	配备通风、排烟、充足的自然光或人工照明设施，定期清洁，光源不改变食品的感官颜色	□是□否	
	15	加工制作	1501	未在餐饮加工场所贮存和添加由国务院食品安全监督管理部门会同国务院卫生行政等部门发布的非食品用化学物质和其他可能危害人体健康的物质	□是□否	
			1502	油炸类食品、烧烤类食品、糕点类食品、自制饮品等加工过程符合要求	□是□否	
			1503	未超范围、超限量使用食品添加剂，准确称量和记录有“最大使用量”规定的食品添加剂	□是□否	
			1504	未采购、贮存、使用亚硝酸盐（包括亚硝酸钠、亚硝酸钾）	□是□否	
	16	食品留样	1601	对加工制作的每餐次食品成品进行留样，每个品种留样量不少于125克，并有留样记录	□是□否	
	17	人员卫生	1701	从事接触直接入口食品的工作的从业人员，加工制作食品前对手部进行清洗消毒	□是□否	
餐用具清洗消毒区	18	清洗	1801	具有专用的餐用具清洗消毒水池，与食品原料、清洁用具及接触非直接入口食品的工具、容器清洗水池分开	□是□否	
			1802	洗涤剂、消毒剂的包装上标识有产品名称、生产厂名和厂址等内容	□是□否	

续表

推荐的重点检查点位	项目序号	检查项目	检查序号	检查内容	检查结果	备注
餐用具清洗消毒区	19	消毒	1901	采用物理消毒的，消毒设备正常运转，消毒温度和时间符合相关要求	□是□否	
			1902	采用化学消毒的，配有含氯等消毒剂和水池等消毒设施设备，消毒液配制行为和消毒液浓度符合相关要求	□是□否	
餐用具保洁区	20	保洁设施	2001	消毒后的餐饮具存放在清洁、专用、密闭的保洁设施中，并有明显区分标识	□是□否	
			2002	使用敞开式的货架存放餐饮具，采取防护措施	□是□否	
配送	21	设施设备	2101	贮存、运输对温度、湿度等有特殊要求的食品，具备保温、冷藏或者冷冻等设备设施，并保持有效运行	□是□否	
			2102	使用专用的密闭容器和车辆配送食品。配送食品的车辆未与运输杀虫剂、杀鼠剂等有毒有害物品的车辆混用	□是□否	
			2103	配送前，清洗消毒盛放食品成品的容器（一次性容器除外）	□是□否	
			2104	中央厨房配送的食品应有包装（如密封塑袋包装）或使用密闭容器（如加盖周转箱）盛放。容器材料应符合食品安全国家标准或有关规定	□是□否	
			2105	中央厨房配送食品的包装或容器上标注有中央厨房的名称、地址、许可证号、联系方式以及食品名称、加工制作时间、保存条件、保存期限、加工制作要求等	□是□否	
			2106	集体用餐配送单位配送的食品有包装或使用密闭容器盛放，容器上标注食用时限和食用方法	□是□否	
	22	配送条件要求	2201	食品的配送温度和湿度符合食品安全要求。高危易腐食品采取低温保存措施	□是□否	
	23	人员卫生	2301	配送人员个人卫生良好	□是□否	
文件保存区	24	文件与记录	2401	具有食品、食品添加剂、食品相关产品的随货证明文件、每笔购物或送货凭证。具有完整的进货查验记录	□是□否	
			2402	采购畜禽肉类的，还具有动物产品检疫合格证明；采购猪肉的，还具有肉品品质检验合格证明	□是□否	

续表

推荐的重点检查点位	项目序号	检查项目	检查序号	检查内容	检查结果	备注
文件保存区	24	文件与记录	2403	有食品安全管理制度、食品安全追溯体系、供货者评价和退出制度、加工操作规程、设施设备清洗维护校验记录、从业人员每日健康检查（晨检）记录、食品安全自查记录（每周一次）、从业人员食品安全培训考核记录（每半年一次）等	□是□否	
			2404	设立食品安全管理机构，配备专职食品安全管理人员	□是□否	
			2405	具有检验检测计划，定期对大宗食品原料、加工制作环境等自行或委托具有资质的第三方机构进行检验检测。能够出具检验检测报告或记录	□是□否	

参考文献

[1] 朱丹丹，姜淑荣．食品质量安全管理[M]．北京：科学出版社，2018.

[2] 秦文，王立峰．食品质量与安全管理学[M]．北京：科学出版社，2016.

[3] 刘金福，陈宗道，陈绍军．食品质量与安全管理[M]．北京：中国农业大学出版社，2016.

[4] 罗兰，安玉发，张红霞，等．我国食品安全现状与风险来源：以餐饮业为例[J]．中国卫生政策研究，2013，6（7）：51-56.

[5] 南俊华．餐饮业食品安全控制[M]．北京：中国标准出版社，2005.

[6] 高歌．A餐饮公司服务流程优化设计[D]．北京：北京交通大学，2015.

[7] 由菁菁．建模仿真在餐饮服务业流程再造中的应用[D]．天津：天津工业大学，2008.

[8] 董胜元．浅谈企业文化六大功能的落地生根[J]．价值工程，2013（31）：188-189.

[9] 陈锡江，王旭，张钰英，等．餐饮服务食品安全监管实务一本通[M]．广州：广东科技出版社，2011.

[10] 湖北省团餐快餐生产供应协会．餐饮服务食品安全操作指南[M]．北京：中国医药科技出版社，2017.

[11] 国家食品药品监督管理总局高级研修学院．餐饮服务单位食品安全管理人员培训教材[M]．2版．天津：天津科学技术出版社，2015.

[12] 南俊华，郭贵生，陈永祥，等．餐饮业食品安全控制[M]．北京：中国标准出版社，2005.

[13] 冯叙桥，赵静．食品质量管理学[M]．北京：中国轻工业出版社，1995.

[14] 熊敏，王鑫．餐饮食品安全[M]．南京：东南大学出版社，2015.

[15] 王京法，杨滨，马立萍，等．食品卫生与安全[M]．昆明：云南大学出版社，2015.